認知症の脳もよみがえる頭の体操

讓失智症頭腦復甦的頭腦體操

1天10分鐘，日本唯一讓腦變年輕的抗失智症訓練！

川島隆太 著

李友君 譯

李劭懷 校閱

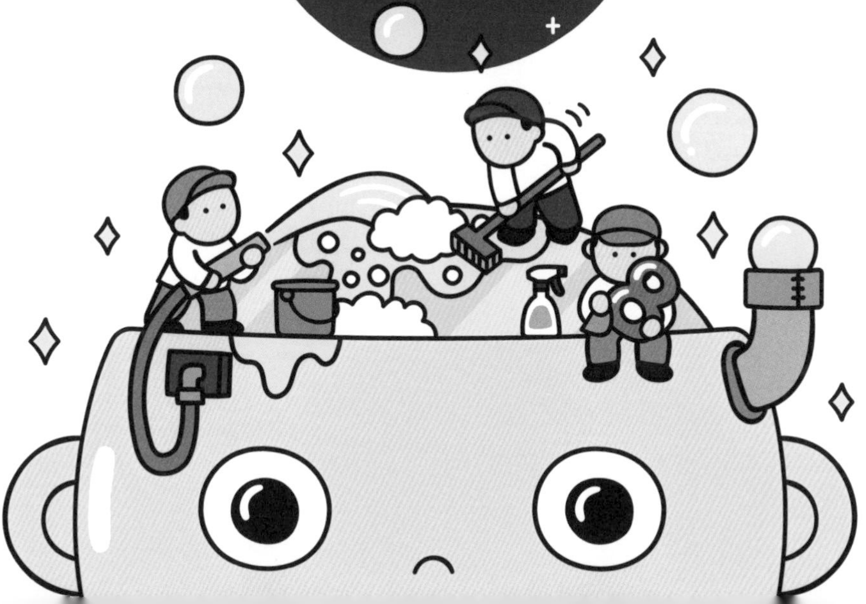

前言

「學習」會喚醒腦力的奇蹟

想不起來電視上看到的名人叫什麼名字。

記不得昨天晚餐上吃過的菜色。

明明應該跟朋友去看過舞臺劇，現在卻完全沒有記憶。

自從來到五十幾歲之後，「健忘」的次數就緩慢但確實地增加了。雖然拿起這本書的各位讀者也斷定「無可奈何」，但在自知一年比一年嚴重的同時，即便要置之不理也會感到不安。

聽說現在**民眾最不想罹患的疾病是失智症而不是癌症**。

失智症是腦部細胞死亡或功能變差所引發的疾病。症狀是開始忘記自己最近的行為，對於判斷、情感表達、時間管理等層次感到困難，逐漸無法認清自己周遭的現實。

為什麼許多人會害怕罹患失智症呢？

那是因為我們曾經認為「得了這種病就完了」，即使**在早期被發現，也沒有療法可以根治**。

……「曾經」認為？沒錯，是曾經。這裡並沒有筆誤。

近年來非藥物療法出現，**不用藥物就能明顯改善失智症的症狀**，成為失智症患者及其家屬眼中的希望之光。號稱非藥物療法的項目有好幾種，其中也有我們推動的「學習療法」。

學習療法是從二〇〇一年起開發試行，是由我所任職的東北大學以川島隆太「頭腦訓練」，以及公文教育研究會的學習療法中心所共同研究的成果。

到了二〇一一年，我離開日本，即使到美國也在做驗證實驗，更證明了學習的患者不分種族或語言，都有同樣的改善效果。現在每天有一萬五千名以上的學員致力實踐，還有幸獲得世界的矚目。

「學習療法」的驚人功效猶勝於藥

我們曾經認為失智症除了用藥物延緩症狀惡化之外別無他法，針對此症而不用藥的「學習療法」實際上會發揮什麼功效呢？

- 能夠清楚辨認家人、親友的臉孔
- 原本完全面無表情的人**露出「笑容」**
- 原本需要使用尿布的人會自動自發表示想上廁所，停用尿布
- 原本對人漠不關心的人會變得主動跟周圍的人攀談
- 能夠獨立換衣服，無須幫忙
- 「昨天去書店買了雜誌。」**恢復特定時間和空間的記憶**
- 對整個生活湧起動力與熱情，參加娛樂活動或復健
- 再度投入之前暫時遠離的興趣
- **變得能夠溝通**

學習會防止腦部老化，改善失智症！

下圖為仙台市和東北大學共同進行的研究。
結果顯示簡單的計算和出聲朗讀確實能夠保持腦部功能及改善失智症。
由此可知六個月來的學習會提高腦部功能。

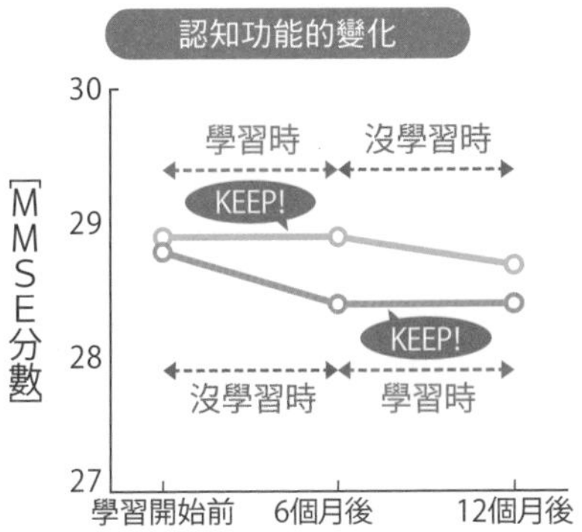

MMSE：檢測理解能力、判斷能力和其他認知能力的測驗

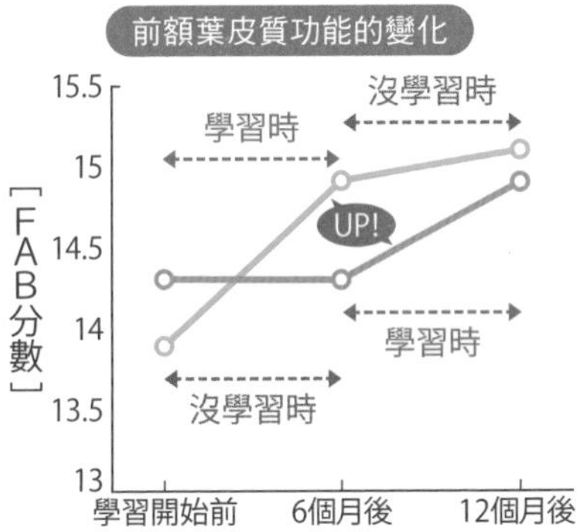

FAB：檢測造詞能力、操控和克制行動的能力，以及其他前額葉皮質功能的測驗

●過去的記憶會清晰復甦，說出昔日孩提時和工作時的事情

這些是改善的部分案例，但各位應該可以感覺到，學習者身上發生的變化會直接提升生活品質。

「學習療法」的效力也能藉由對照組所獲得的數據充分證明。

研究當中將失智症長者分為剛開始半年有學習的一組（綠），以及剛開始半年沒有學習的一組（橘），檢查學習開始前後兩種腦的功能之後就如上圖所示，做過學習療法的那一組在兩項檢查當中數據均有改善。

不過，「學習療法」是什麼呢？

既然出現驚人成效，又是大學教授發明的，還從一開始就冠上「學習」之類的詞彙，做起來似乎會有點困難……各位會這樣認為嗎？

不過請等一下！從腦科學的研究可知，即使做了困難的事情，腦部也不會頻頻運作。所以**「學習療法」當中實際進行的是重複的單純操作**。

比方像是「8＋1」或「5－2」這種一位數的計算，背誦及默寫簡單的詩，或是「花」和「風」這種簡單的文字就是如此。跟別人一起做也行，但一個人在家就可以做。而且也不必花特別長的時間拚命練習，一天只需十～十五分鐘就夠了。

其實「學習療法」**遠比想像中還簡單，也不花時間，馬上就做得完**。更讓人開心的是這**可以維持和提升失智症患者的腦功能，或許也能有效預防老人失智症**。

各位聽過預防失智症的「頭腦訓練」這個詞嗎？鍛鍊頭腦的訓練簡稱為頭腦訓練，說不定各位當中也有人曾經被孫子纏著要買相關的電動遊戲，或是別人問你要不要做做看，於是就取得了訓練用的題庫。

其實以「學習療法」發展的理論，就跟以「頭腦訓練」發展的理論完全相同。詳細的部分將會在第一章告訴大家，原理就在於使用數字或文字的「符號」，讓腦部盡快處理資訊以鍛鍊頭腦，藉由日積月累的鍛鍊防止認知功能低落的機制。

身體及肢體要是沒有運動就會衰退，頭腦也一樣。

學習會對「生活」帶來正面影響

以簡單的計算和背誦文字「加速計算」和「改善記憶力」，這種意義之下很容易想像「頭腦鍛鍊」是怎麼回事。然而……

有人或許會這樣說：「都已經幾歲了，我才不想要做什麼數學計算。」「雖然想要找回記憶力，不過單憑這樣真的可以預防失智症嗎？」

請不用擔心。

從認知科學的研究可知，**在全力進行「頭腦訓練」之後，就連跟計算和記憶無直接相關的能力都會提升**。簡單來說，就是計算能力和記憶力提升之後，就會附帶值得開心的「優惠」。具體而言，就是會帶來許多良好的影響，幫助大家擺脫隨著老化衰退必然增加的「生活不便」。

以下就舉些具體的例子：

●能夠控制情感＝減輕焦躁盲目的情緒

有人說上了年紀之後容易理智斷線，無法壓抑情感正是腦部衰退的早期症狀。藉由頭腦訓練鍛鍊腦部之後，也就容易找回忍耐力，控制突發的情緒。

●提高注意力、判斷力和空間認知能力＝減少「糊塗」的次數

注意力和判斷力能夠分辨事物，聽出及明白別人說的話，而且能夠透過地圖或人群輕鬆找出目的地，查出自己所在的位置。這些能力也能藉由頭腦訓練輕鬆找回來。爾後逾越社會規範的次數就會降低，捲入麻煩的機會將會變少。

●對新事物湧起興趣和熱情＝變得容易溝通

頭腦訓練也容易讓人對「看不見的事物」產生興趣，還會萌生力量完成新挑戰。

「學習」是提升日常生活品質的力量。頭腦訓練會用到學習的要素，實踐之後就能讓獨立平穩的生活成真。

即使超過一百歲也要以「金頭腦」活下去

歲數增加之後，頭腦和身體都會衰退。這種事任誰都會發生，是不折不扣的事實。然而，難道就該因此覺得「無可奈何」而放棄嗎？

明明覺得昨天的晚餐「很好吃」、「很享受」，過了一晚卻什麼也不記得。以前每個星期會去電影院，陶醉在銀幕上播映的戲劇性發展情節當中，到了如今不管看什麼聽什麼都無感。就連閱讀文字都意興闌珊，跟人見面也嫌麻煩，對外出更是興趣缺缺……

在剩餘的人生中，自己心裡的「可能性」正悄悄地逐一關上門扉。各位真的想要每天都這樣度過嗎？麻煩各位傾聽一下內心的聲音。

再次重申。歲數增加之後，頭腦和身體都會衰退。

為什麼會衰退呢？因為沒有使用。

頭腦和身體一樣，平常經過使用及鍛鍊之後，就能找回原本的功能。實證已經確定之前告訴各位的「學習療法」能夠改善失智症患者的症狀。照理說只要可以遏止衰退，就連歲數增加本身也可以樂觀看待。

各位度過漫漫歲月，品味酸甜苦辣，累積五花八門的經驗，個個都擁有卓越的「生活智慧」。既然是長時間持續努力費盡苦心取得的成果，就要運用這些能力，讓剩餘的時間活得更充實。

所以身體當然重要，而且還要先維持腦部的功能。

這本書裝載許多從最新的腦科學研究導出的技巧，小小一冊就會讓各位如願以償。

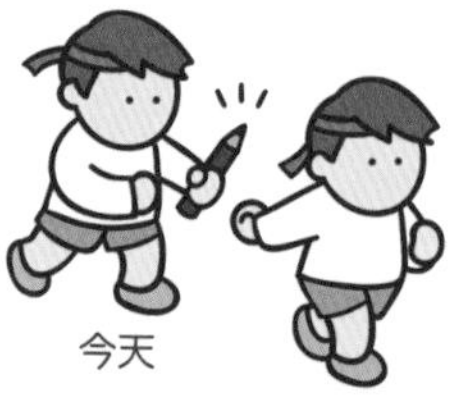

今天　明天

第2章

變成金頭腦的頭腦體操

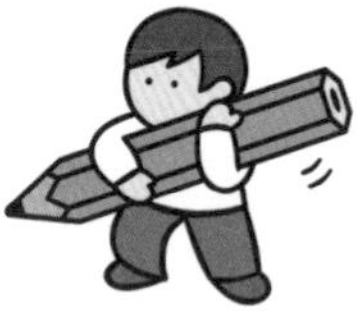

第3章 頭腦聰明的生活，頭腦衰退的生活

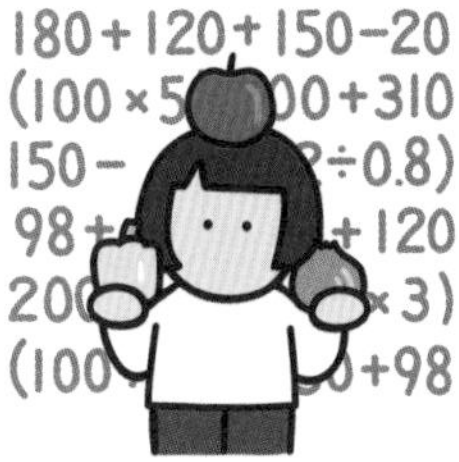

本書使用方法

現在馬上就想實踐「頭腦體操」時

➡準備時鐘或碼表、紙和筆，翻到第二章（P41）

各個題目當中備有答題欄。
雖然也可以直接填寫，不過為了每天重複執行，
建議另外準備答題紙或是影印後再使用。
鍛鍊頭腦重要的是意識到「速度流暢」而非「正確與否」。
開始做的時候手邊一定要有時鐘或碼表。

想知道需要「頭腦體操」的理由及其他概論時

➡翻到第一章（P17）即可知道頭腦衰退的理由，以及頭腦訓練能夠鍛鍊腦部的哪個部位

想知道每天的生活中可以實踐的「頭腦體操」時

➡翻到第三章（P101）即可知道建立生活習慣讓腦變聰明的方法

第1章

頭腦也需要做「體操」的理由

這裡會夾雜插圖和圖解，以淺顯易懂的方式告訴各位，
腦部隨著老化衰退的原因和延緩的祕訣。

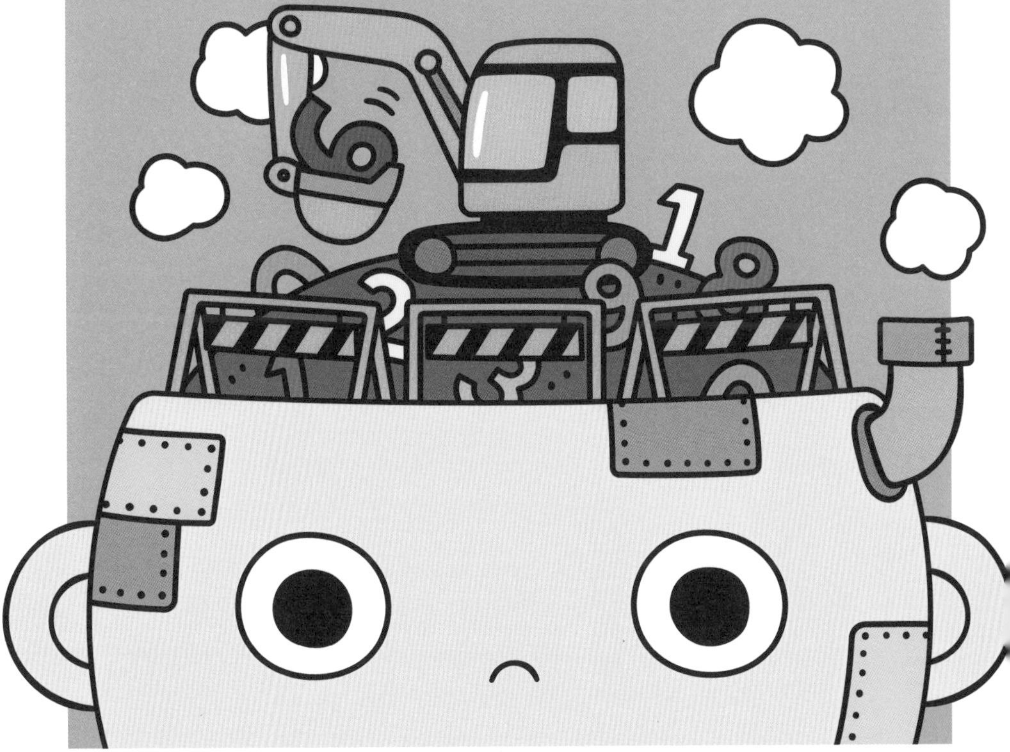

「頭腦衰退」是怎麼回事？

我們的腦具備許多的功能。像是記憶、聆聽、說話、注意、分析、感覺冷熱和活動身體……這跟有沒有意識無關，人類生活所需的一切就是由腦來指揮。

腦的結構相當複雜。所以剛開始要以淺顯易懂為優先，將「頭腦」代換成「電腦」加以衡量。

一般來說，**評價「優異」的電腦有兩個共通點。一個是計算速度快，另一個則是工作區域大**。

所謂的計算，換句話說就是「資訊處理」。有了這種能力，就可以在腦中迅速處理擷取自外界的資訊。搞不懂「工作區域」這個詞是什麼的人，請把它想成處理資訊用的「工作桌」。

馬上回到正題，**我們的頭腦也完全可以用同樣的方式形容**。計算迅速不耽擱工作的頭腦，就是優異而沒有衰退的頭腦。

年輕時大家都有一張寬敞的工作桌。許多資料排列在上頭，工作能夠順利進

腦部的工作區域＝桌子變小就是老化

行。然而隨著年齡增長，桌子就會愈變愈小。狹小的桌子光是攤開筆記本就會占滿空間，工作就很難進行下去。計算速度也會降低，根本就提不起精神工作。

腦部有個部位會負責「在工作桌上處理各式各樣的資訊」。這個部位就位在「額葉」，稱為「前額葉皮質」。換句話說，我們所說的「頭腦衰退」，其實就是「前額葉皮質的運作衰退」。

腦部的「前額葉皮質」是什麼？

前面出現了「額葉」和「前額葉皮質」這些專有名詞，現在就簡單告訴各位腦部的基礎知識。

腦部並不只是一團肉塊，大致可分為大腦、小腦和腦幹三個地方。而大腦就占據了整個腦部約八〇%的重量。

大腦共計分為「額葉」、「頂葉」、「顳葉」和「枕葉」這四個區域，功能各有不同。

其中占據額葉大部分的是「前額葉皮質」。

看了插圖也會發現，前額葉皮質的區域比其他地方龐大。大小與職責重要度成正比，**前額葉皮質所負責的功能都是維持人類本性所需，位階很高**。

- 思考
- 克制衝動的行為（像是暴力）

掌管人類本性的是「前額葉皮質」

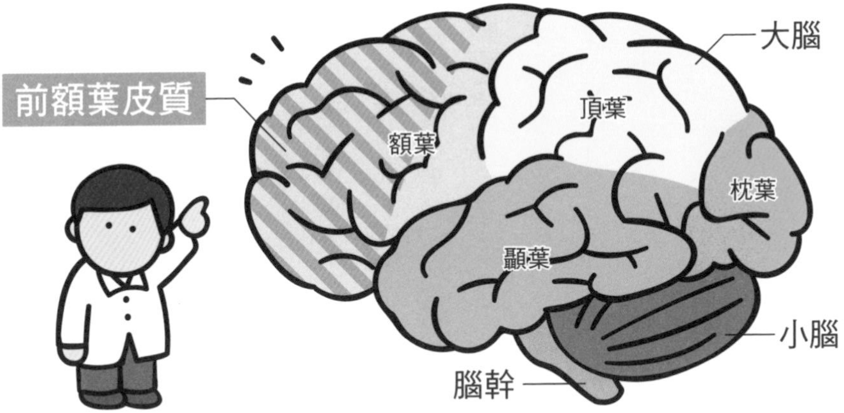

●克制衝動的情緒（像是憤怒）
●與人對話
●記憶新事物，回想往昔
●集中意識和注意力
●分散意識和注意力
●提起幹勁

前額葉皮質衰退，就代表以上列舉的作業功能皆在衰退。思考能力減弱，抑制不了衝動導致惹禍上身，覺得跟人溝通好麻煩……這些正好符合所謂的「老化現象」。

衰退是因為……「沒有使用」！

說到年歲增長後衰退的地方，相信大家會先想到身體而不是腦部。雖然肌肉筋力和骨骼的數量的確會減少，不過更大的原因則在於沒有積極參加社會活動。說直接一點，就是運動量降低。

東北大學有一份資料是在調查日本老人機構的硬體設計和發病臥床的關係。從內容中可知，**機構如果對入住者愈方便，自立負擔愈少，像是單人房內有設廁所，就愈容易臥病在床**。

反過來說，機構愈是給入住者適度的負擔，像是在離開單人房的地方有公共廁所，就愈不易臥病在床。

從結果中可以清楚看出，在生活當中活動身體有多麼重要。

我認為腦部也一樣。只是腦部跟身體不同，從肉眼察覺不出「腦在什麼情況下用在什麼地方」。

假如使用裝置（像是以fMRI法使用MRI裝置調查腦部活動，以及測量腦部血液循環的光學式血氧測定儀），**調查人類在做什麼活動時經常用腦，而且重心會在前額葉皮質上，就會發現當我們在做「簡單的計算」、「出聲朗讀」和「與他人有交談」時會很常運作**。

另一方面，**從結果中也會發現，接觸電視或上網時幾乎不會用到腦力**。雖然很多長者比較常看電視而不是上網，但也有研究論文指出，**看電視的時間愈長，就愈容易罹患失智症**。

英文有句話叫做「Use it or lose it」，意思是「用進廢退」。

現在我想告訴各位的就是這個。身體和頭腦會因為沒有使用而衰退。

既然會因為沒有使用而衰退，就要積極運用，遏止衰退。

附帶一提，活動身體也會帶給腦部良好的影響。有實驗結果指出，讓七十～八十九歲的健康長者每星期步行一百五十分鐘以上，做了一年之後，持續步行組的腦部功能往往會比無所事事組還要高。

做了步行這種有氧運動之後，支持腦部活動的代表性營養成分「BDNF」（腦源性神經營養因子）就會增量，促進神經細胞的發生、成長、維持和再生。可見「體操」對身體和腦部都不可或缺。

由腦科學可知，這樣就能鍛鍊頭腦！

目前已經發現，**在處理數字和文字這些「符號」的時候，最能讓前額葉皮質活性化**。無須刻意去解開難懂的數學題，撰寫困難的字。同時，我們也知道愈簡單就愈有效。

這樣說容易產生誤會……但活性化只是鍛鍊頭腦的第一步。以運動來說，就像是促進血液循環，溫暖全身的柔軟準備操。

若光只是不斷做柔軟準備操，競賽成績也不會提高。同樣的，單憑重複計算和出聲朗讀，也不會鍛鍊到腦部（話雖如此，但要鍛鍊未經活性化的頭腦是不可能的，不可輕視）。

假如前額葉皮質長期沒有被使用，處於休眠狀態，就必須先做準備操把它喚醒，再做真正的頭腦體操。

真正有效果的頭腦體操是在活性化的狀態下加快「運轉速度」，擴大「工作區域」。從兩個方向去鍛鍊腦部，就可以增加腦部前額葉皮質的體積。

簡單的數字處理讓頭腦覺醒

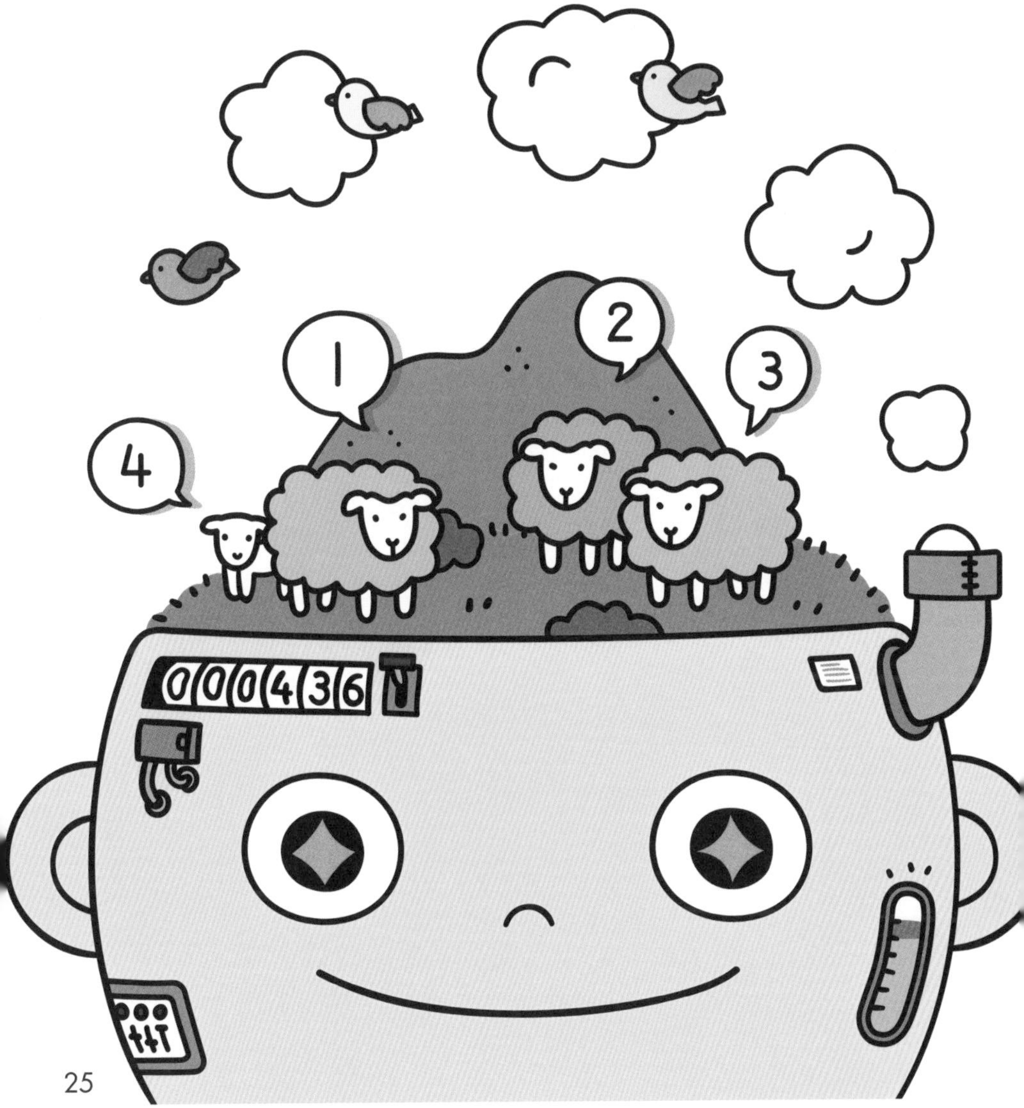

這是什麼？❶

什麼是頭腦的「活性化」？

鍛鍊頭腦的第一步當中出現了「活性化」三個字，現在就來說明這個讓人似懂非懂的詞彙是什麼。

「活性化」這個詞本身的意義是「功能變得活躍」。簡單來說，就是「勤勞工作」或「充分使用」。

我們用肉眼看不見頭腦的運作，那麼該怎麼測量呢？答案就是用特殊的裝置（像是fMRI或光學式血氧測定儀）觀察腦部血液循環的變化。

比方說，要解開3＋5之類的計算題時，主要是由前額葉皮質的細胞來負責。細胞要工作，就少不了耗用氧氣和葡萄糖。腦部會企圖將氧氣和葡萄糖迅速送去前額葉皮質，於是前額葉皮質的血液循環就會局部加速，變得通暢。

假如看出腦部起了變化，就可以判斷那個部位正在活

[總 結]

- 活性化指的是腦部血液循環通暢的狀態
- 就算是活性化，也不代表腦部在接受鍛鍊
- 假如在活性化的狀態下進行頭腦訓練，就容易出現功效

性化。

換句話說，「活性化」指的就只是局部血液循環加速的狀態，沒有其他含意。

活性化本身沒有特別的意義，**但若訓練是以鍛鍊腦部為目的，在活性化的狀態下進行，會比較容易出現功效。**

再重申一次，我們的目的不只是讓前額葉皮質活性化，而是鍛鍊。單憑進入活性化的狀態，並不會提高腦部的運作功能。

活性化是提高頭腦訓練功效的方法，我們要在此牢牢掌握這項原則。

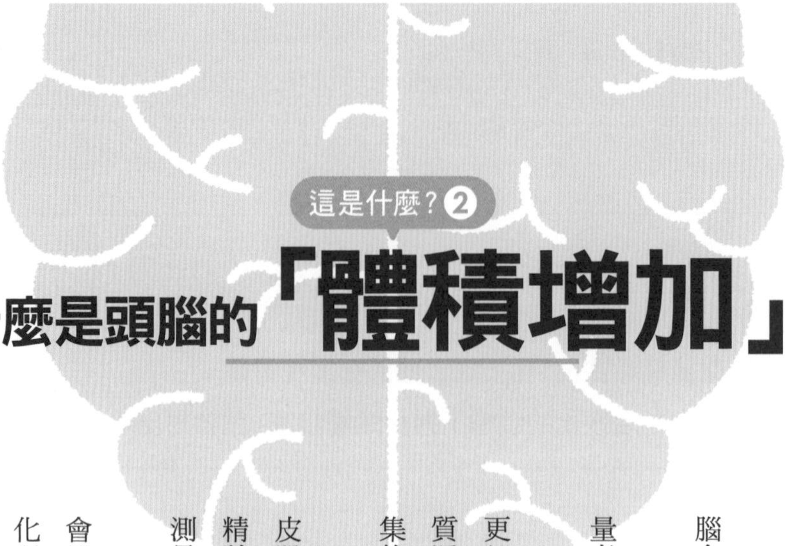

這是什麼？❷

什麼是頭腦的「體積增加」？

剛開始實際訓練時，前額葉皮質的「體積會增加」。腦會在頭部當中變大嗎？現在就來附加說明其中的原委。我們為了遏止腦部的老化現象，而使用裝置（MRI）測量老年人的腦部實際上到底起了什麼樣的變化。

前面說明過前額葉皮質是額葉的一部分，假如要看得更仔細一點，就是位在「大腦皮質」的一個區域。大腦皮質遍布於整個大腦的表面，包含額葉在內，是神經細胞匯集的蛋白質層。

大腦皮質的各個區域擁有特定的功能。其中的前額葉皮質會進行記憶、關注、預測、決策、判斷和其他高度的精神活動，這一點之前已經告訴過各位。而透過MRI也可以測量大腦皮質的厚度。

大腦皮質的厚度在我們八～十歲時為高峰，爾後就只會變薄。二十歲以前減少體積是在整併調整，以後就是退化所致。雖然從前認為這終究是自然現象，後來卻有論文

［總　結］

- 腦部本身的尺寸不會變大
- 體積增加指的是神經迴路變得複雜
- 腦部運作變得更容易

指出「頭腦訓練會讓感覺物體移動的腦部體積增加」。

既然有人首次針對肉眼看得見的現象推出論文，研究肉眼看不見的腦部變化，我們也就把研究方向改成「增加前額葉皮質的體積」。然後就以老鼠做實驗，成功證明「頭腦訓練」會增加前額葉皮質的體積。

體積增加，就代表支持神經細胞活動的代表性營養成分「BDNF」（腦源性神經營養因子）會增量。神經細胞之間互傳資訊的神經纖維會變長，分支會增加，前額葉皮質的神經迴路會變得更複雜，讓腦部工作起來更得心應手。

鍛鍊頭腦的「兩種」體操

前項的最後談到真正的頭腦體操是「在活性化的狀態下提高『運轉速度』，擴大『工作區域』」。活性化會在處理數字、文字和其他「符號」後發生，但要怎樣才能「提高『運轉速度』，擴大『工作區域』」呢？

首先，要提高運轉速度，就要動腦「盡快」處理數字、文字和其他「符號」。比方像是盡快計算「2＋7」、「9－4」和「1＋4」，或是盡快看完寫在這裡的文章。

只要像這樣記得**「盡快」做好頭腦訓練，就可以提高腦部的運轉速度**。

其次，要擴大工作區域，就要不斷「暫時記住」數字、文字和其他「符號」。比方像是依序記憶和背誦「猴子、牛、老虎」這些不同動物的名稱，另外還要把記憶的順序倒過來背誦。

只要在**做頭腦訓練時像這樣特別著重「暫時記憶」，就可以擴大腦部的工作區**

以「迅速處理」和「記憶」改變頭腦

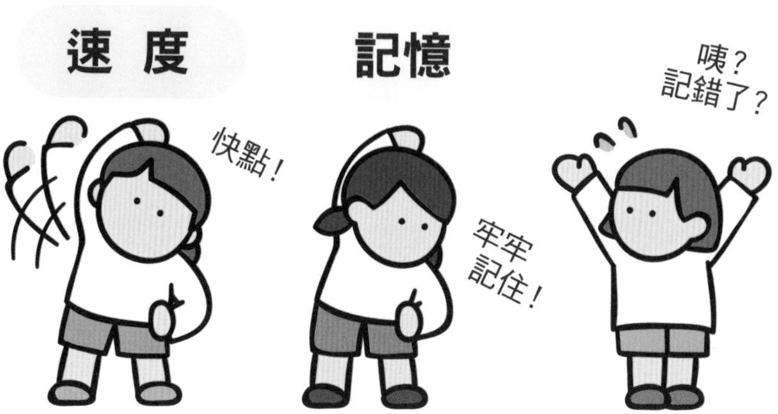

域。

關於以上各個要訣將會從下一頁起再詳細說明，這「兩種」體操正是頭腦訓練的精髓。**因為是在前額葉皮質活性化之後鍛鍊「速度」和「記憶」**，所以腦部的體積會開始增加。

換句話說，就是**腦部重獲新生**了。

想知道更多 1

「為何單憑做得到某件事就會加快運作速度」的意義

第一章開頭談到要將頭腦比喻成電腦，還列舉出「好電腦」的條件之一就是「計算迅速」＝「資訊處理速度快」。「盡快做好某件事」就能鍛鍊資訊處理的速度。

一旦**長大成人，自然而然就不會「比速度」了**。

回想一下，小時候會不會動輒跟別人比速度呢？運動會、學校體育的賽跑和接力賽就是個好例子。

就算沒有要上課，但在休息二十分鐘的鈴聲響起，就會馬上爭先恐後跑向操場，占據自己遊玩的空間，或是在午餐時桌子靠在一起的班上，舉辦「誰最先吃完的錦標賽」。

想想現在，雖然能拿到第一名很高興，實際上排名這種東西只不過是結果，無關緊要。第二名也好，第三名也好，最後一名也好，專心對一件事挑戰自己的極限，當下盡全力拿出速度，就是單純的喜悅。

國中、高中、大學、社會人士，**人會在年歲增長的過程中減少自發競速的衝勁**。或許背後也是因為即將成為大人而在意結果。再加上其他各種理由，像是「快速不代表厲害」，或是「比快速更重要的是細心」，於是就會親手放掉灌注自身全力的機會。

換句話說，就是**沒有用到「拿出速度」的腦部功能**。當然，沒有用到就會衰退，所以能拿出的速度會不斷下滑，理應做得到的事情就變得做不到。這顯然是老化的現象之一。

要阻止老化只要用腦就行。**一天當中短短幾分鐘也可以，要撥出時間盡快做好一件事，單單在這個時候認真挑戰自己的極限速度**。日積月累下來，腦部的資訊處理速度也會提升。

想知道更多 2

「記憶」的意義

「好電腦」的另一個條件是「工作區域大」。前面已經向各位提到，我們可以想像有一張工作桌，桌子會隨著老化而逐漸縮小，但若將年輕人和老年人的工作桌相比，尺寸卻沒有那麼大的差別。究竟發生了什麼事呢？答案就是沒在用的部分隨著歲月積滿灰塵，能使用的部分就變窄了。

學生時期以用功讀書為正業，幾乎每天都要不斷「記憶」。搞不好現在兒子和孫子仍要面對明天迫在眉睫的測驗，死命灌輸知識。相信各位可以想像那樣的光景。

或許大人會皺起眉頭，懷疑這樣臨時抱佛腳有什麼用，但其實練習**「能將許多記憶暫時保留在腦子裡多久」，就是提升記憶力的頭腦訓練**。

暫時將記憶儲存在頭腦當中，保持在隨時可以提取的狀態，肩負這項職責的是前額葉皮質功能之一的「工作記憶」（Working Memory）。實際上先前談到的工作桌就是這種狀況。

「暫時記住電話號碼以便打電話」，「記住別人說的話，之後再寫在記事本裡」，工作記憶的作用就類似這樣，將輸入的資訊寫成備忘錄，歸納出資訊的處理方法，刪除不需要的資訊。

工作記憶會支撐我們的判斷和行動，還可以用在意想不到的地方上。比方說，現在**能夠同時閱讀和理解文章，就是在證明可以運用工作記憶記住先前的談話走向**。真是妙極了！

除此之外，跟別人對話時，或是在同時進行好幾件工作之前排列優先順序時，也會自然而然地在無意識中用到這項功能。

長大之後既會與用功讀書漸行漸遠，跟別人溝通的機會也會逐漸減少。假如逐漸減少，我們就更要主動製造機會。即使跟別人見面說話很困難，自行鍛鍊「記憶力」也比想像中還要簡單。

目前已經得知記憶訓練的效果比運轉速度訓練還要強，證明左右兩邊的前額葉皮質體積會大幅增加。我們要在一天當中花短短幾分鐘記憶，擴大工作區域。

學習所引發的「轉移效果」會讓各種能力開花結果！

前面已經稍微詳細解說過兩種體操的相關知識。目前已知只要專心一意，拚盡全力做好「盡快」和「記憶」的訓練，就會對「運轉速度」和「工作區域」以外的腦部功能一併帶來正面的影響。提升的能力與訓練沒有直接關係，這種現象就稱為「轉移效果」（Transfer Effect）。

下一頁會詳細列舉頭腦體操所引發的驚奇現象。**經過鍛鍊之後，產生獨創巧思的想像力，能夠有條有理衡量的邏輯思考能力，以及其他跟計算和背誦無關的能力都提升了**。

只要時時盡全力去做這兩種體操，就能找回腦部原有的各種功能。原本就多才多藝的自己，或許可以變得比以往更能幹。

以頭腦體操迅速計算和記憶，就會提升這樣的能力！

注意力

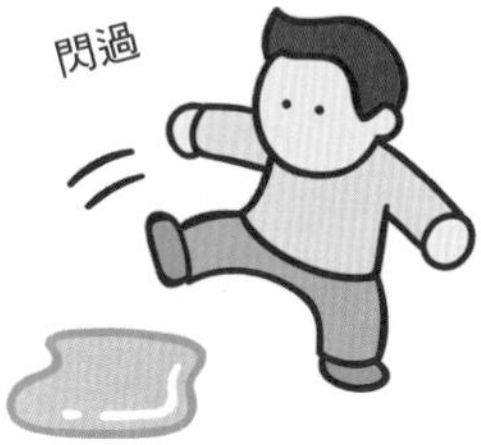

記憶力

克制機能

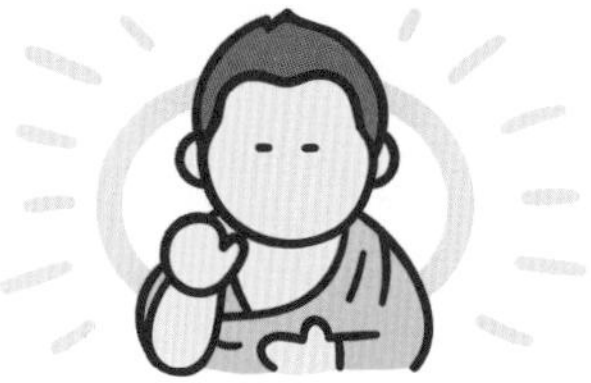

想像力

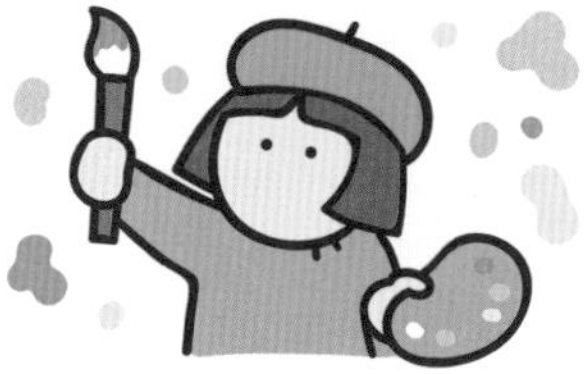

集中力

邏輯思考能力

錯了也別在意！
總之就是要快速、順暢，不要放棄！

偶爾會有人把「全力去做」解釋成「不能答錯」。的確，當計算題出現在眼前時，算出許多「正確答案」也會比較有成就感，覺得自己「腦部沒有衰退」。

不過，這本書是要訓練自己找回腦部原本的功能，而非純粹提高計算能力。雖然訓練到最後也會提升計算能力，卻不是最主要的目的。

面對困難的題目，絞盡腦汁慢慢作答，哪怕這是正確答案，也不是預防失智症的「頭腦訓練」的作用。或許各位會覺得意外，但是迅速處理簡單的題目，比起設法突破困難的挑戰更能對腦部帶來正面影響。

重點在於要讓腦部運作得比現在還輕鬆。說穿了，計算的答案根本無關緊要。所以**就算答錯也完全不必過於在意，該在意的只有快速、順暢**。總之，在鍛鍊時只要想著快速解題就好。

計算題就不用說了，就連記憶後背誦的題目也要記得盡快回答，**就是要快！**記憶題要努力做到能將許多資訊盡量保存在腦中。無論如何，**重點就是「不要放棄」**。

之後，就要在第二章為各位送上題庫，當作「頭腦體操」的實踐篇。其中準備了各種鍛鍊記憶力、運轉速度，以及讓腦部活性化的題目。假如在解題過程中突然擔心自己的正確回答率，就請務必回到這一頁。

再重申一次，重要的不是「正確答案」。面對所有的題目都要迅速「解答」，別讓思考停頓下來。

第2章

變成金頭腦的頭腦體操

終於要實際鍛鍊了。使用數字和文字，
讓頭腦積極活動起來吧！

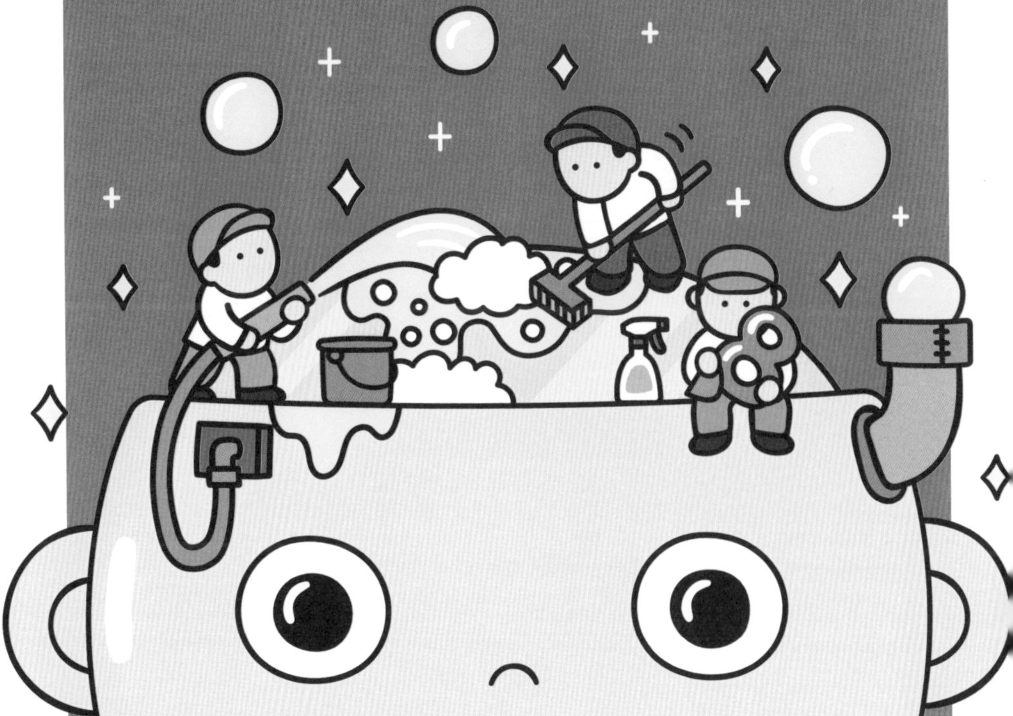

有效搭配「頭腦體操」的方法

現在就來告訴各位，讓頭腦訓練功效更上一層樓的三個訣竅。

①總之就是要快

花時間慢條斯理解題，會減弱頭腦訓練的功效。

重點在於迅速解題，而不是答案的正確與否。面對所有的題目都要快速解答，有時也要訂立限制時間和完成目標的時間。手邊要準備時鐘或碼表。

②一天十～十五分鐘

頭腦體操不是做得又長又多就好。要**短期聚精會神鍛鍊，最長也要在十五分鐘內結束**。題目雖然很多，不過選什麼都可以。

③每天做

每星期心血來潮時做二～三次……這樣是拿不出效果的。

早上也好，中午也好，晚上也好，**什麼時候都可以，一定要每天做**。只要在容易閒得發慌的時間進行，自然就能養成習慣。

頭腦體操提高功效的3個祕訣

①總之就是要快

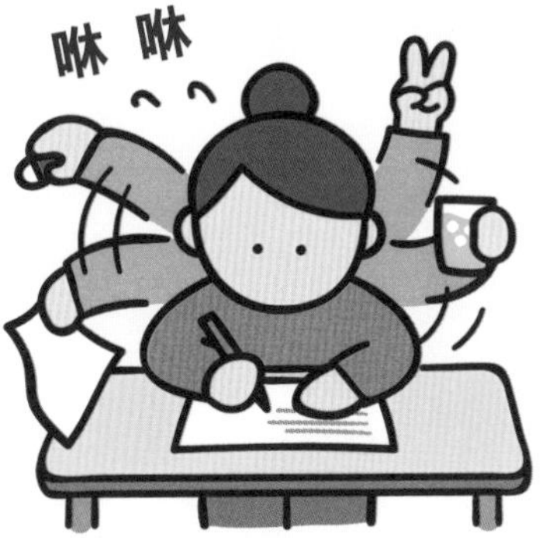

②1天10～15分鐘

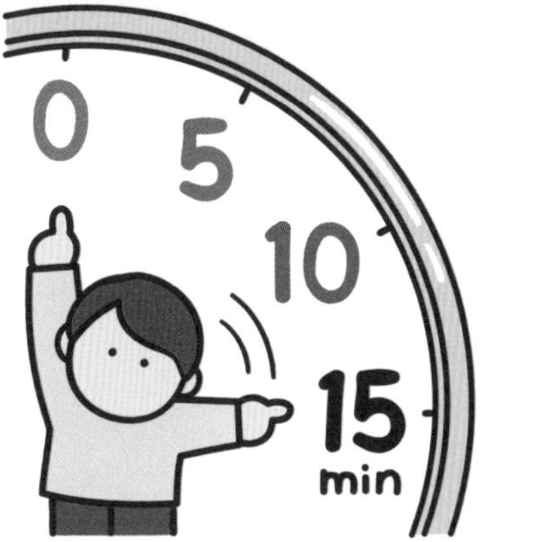

③每天做

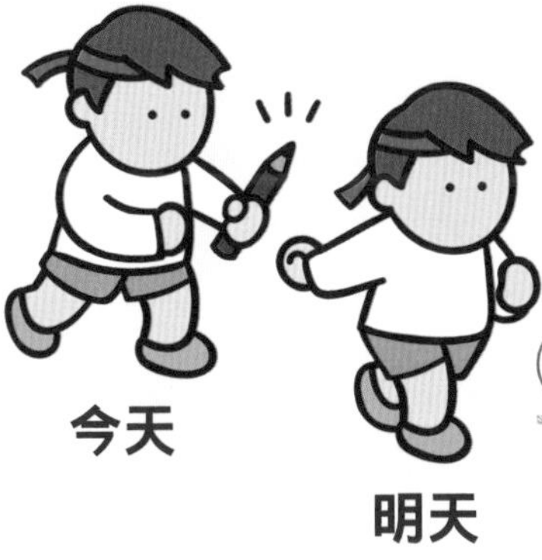

別在意「進步緩慢」！

題目當中分別準備了「答題所需時間」和「答題數」等填寫欄位。直接寫上去也沒關係，但還是建議各位使用筆記本或其他工具記錄。持續鍛鍊的過程中，頭腦訓練的功效就會逐漸讓填寫的數字呈現變化。

從頭腦訓練開始約二～三個星期後就會看出變化。不過各位要先知道，之後就會突然進入「進步緩慢」的階段。

就算沒有刷新答題時間，或是耗費的時間比剛開始還要多，也要持續做一天十～十五分鐘的腦部體操，不要放棄。

進步緩慢會持續多久因人而異，但要鍥而不捨地做下去。這麼一來，就一定會進入「急遽成長的階段」。

這種現象人人都必然會發生，而且不限於腦部體操。我們在學習什麼東西時，一定會反覆陷入成長期和進步緩慢期，同時逐漸提升能力。

「進步緩慢」之後「提升能力」的時刻一定會到來！

唔——
2～3個星期
就會
出現成效！
哇！
開始做
頭腦訓練
不過
還會再提升！

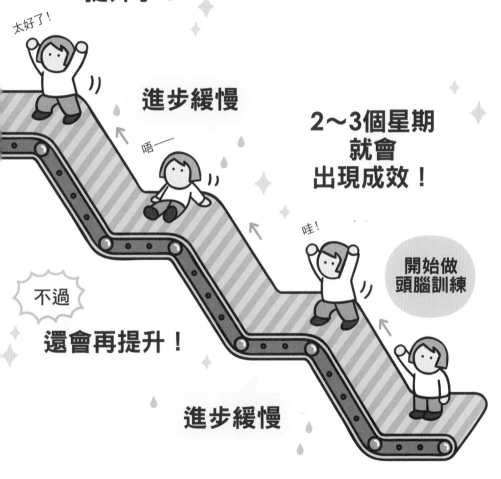

提升了！
太好了！

頭腦體操 1 鍛鍊運轉速度

剛開始要介紹的是鍛鍊「運轉速度」的體操。運轉速度指的是將外界進入的資訊適當處理的速度。

只要不斷做題目鍛鍊運轉速度，就可以在單純提升計算能力的同時，加快所有資訊處理的速度。當然，要是全力去做，也就會呈現「轉移效果」，連無關的能力都會一併提升。

其中一個好處是可以鍛鍊位在「記憶」網路的「顳葉」，所以感覺上容易老化的記憶力會變好。我們可以期待訓練之後的變化，像是記得住容易遺忘的人名和店名，能夠妥善管理行程表等等。

另一個好處則是可以鍛鍊位在注意力網路的「額葉」和「頂葉」，提升注意力功能。這樣就能減少忘記關火和其他迷糊的差錯，專注在眼前的某件事上，而不會被周圍雜務分散注意力。換句話說，**鍛鍊運轉速度之後，就能以平穩的心情度過每一天。**

運轉速度訓練的驚人成效！

❶ 計算會變快

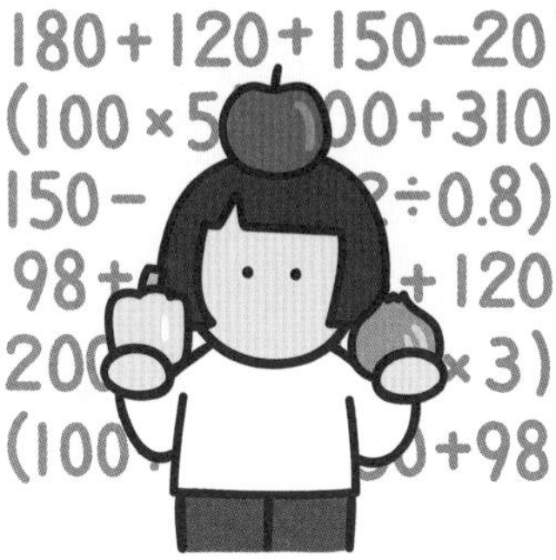

❷ 注意力會提升，不再出錯。

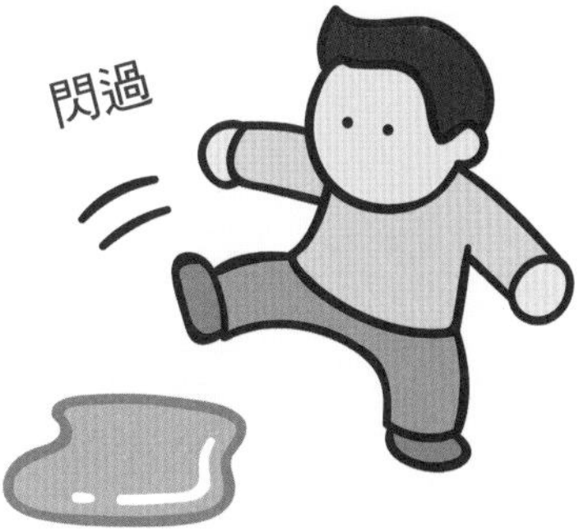

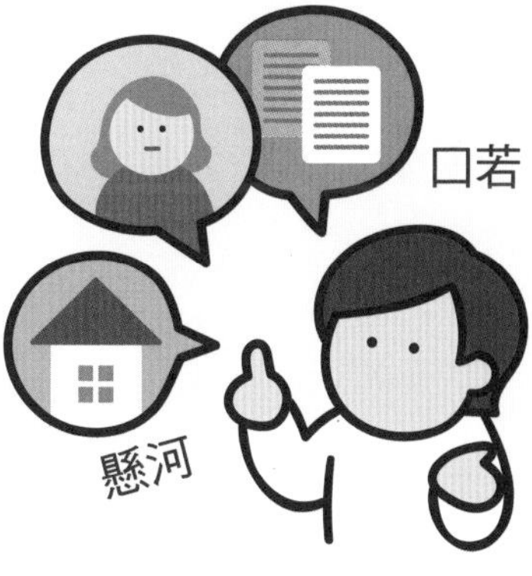

❸ 記憶力會提高

頭腦體操① 運轉速度①

把相鄰的數字加起來。

求出答案後，就把個位數的數字填寫在兩個數字的下方。

要記得盡快解題。

目標時間 30秒

［ 做法範例 ］

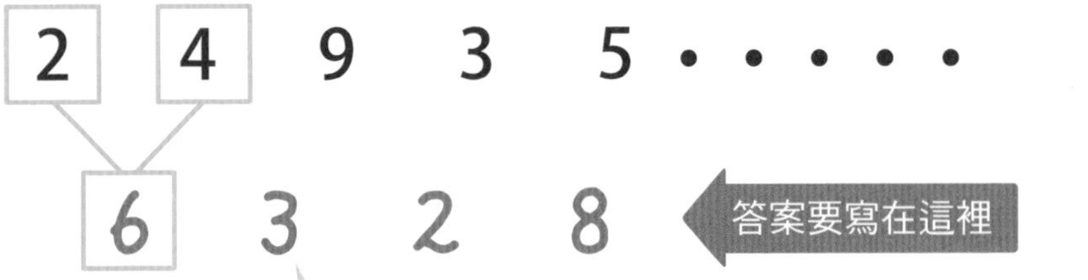

答案為2位數時，
只需寫出個位數的數字

例 4 + 9 = 13 → 3

9 + 3 = 12 → 2

5 1 4 2 6 3 0 9 1 7

2 8 3 4 1 5 7 6 9 0

1 6 9 2 3 1 5 4 4 8

0 4 5 3 1 8 2 7 3 3

8 9 4 5 2 4 3 1 1 6

答題所需時間	分	秒

頭腦體操① 運轉速度②

這跟小朋友在學校做的**百格計算**類似，
要將**縱向和橫向格子裡的數字相加**，再填寫答案。
要記得盡快解題。

目標時間 5分

［ 做法範例 ］

53＋24的答案

(＋)	24	63	
53	77	116	
89	113	152	

89＋63的答案

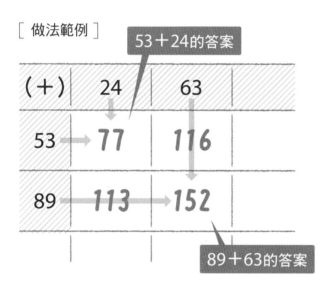

(+)	11	45	15	92	36	47	55	60	72
34									
12									
40									
65									
88									
70									
57									
22									
67									

答題所需時間 **分** **秒**

頭腦體操① 運轉速度③

這跟小朋友在學校做的**百格計算**類似，

要將**橫向格子裡的數字減掉縱向格子裡的數字**，再填寫答案。

要記得盡快解題。

目標時間 5分

［ 做法範例 ］

78－4的答案

(－)	78	38	
4	74	34	
7	71	31	

38－7的答案

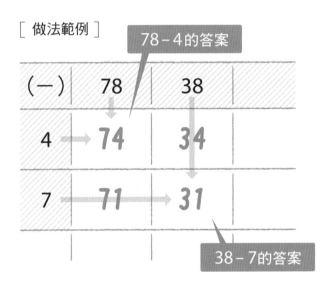

(一)	98	89	43	10	24	33	9	55	60
2									
1									
3									
7									
5									
9									
6									
4									
8									

答題所需時間　　**分**　　**秒**

頭腦體操① 運轉速度④

這跟小朋友在學校做的**百格計算**類似，

要將**橫向和縱向格子裡的數字相乘**，再填寫答案。

要記得盡快解題。

目標時間 5分

［做法範例］

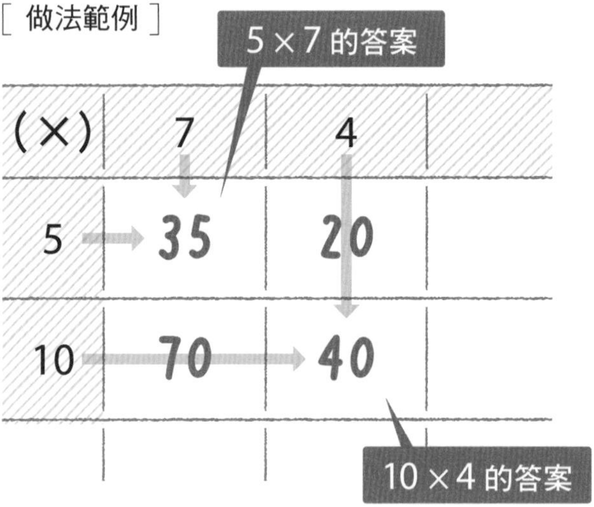

(×)	5	2	3	7	9	6	1	10	8
4									
8									
3									
11									
2									
7									
9									
0									
5									

答題所需時間　　　　分　　　　秒

頭腦體操 ① 運轉速度 ⑤

以下題目在智力測驗和失智症診斷等情況下也會用到，
那就是配合對照表中的數字填寫「注音符號」。
填寫「注音符號」時要邊看圖表邊對照答題欄。
要記得盡快解題。

目標時間 1分30秒

對照表

0	1	2	3	4	5	6	7	8	9
ㄔ	ㄛ	ㄉ	ㄍ	ㄊ	ㄐ	ㄘ	ㄢ	ㄙ	ㄎ

[做法範例] 對照數字填寫「注音符號」

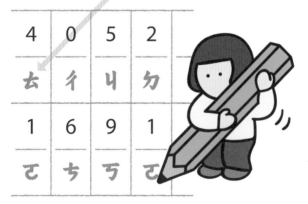

4	0	5	2	
ㄊ	ㄔ	ㄐ	ㄉ	
1	6	9	1	
ㄛ	ㄘ	ㄎ	ㄛ	

7	2	0	3	1	4	5	8	9	6
3	1	5	7	9	1	2	6	4	3
6	9	4	2	0	8	3	5	1	7
1	7	3	4	5	7	0	2	3	4
5	4	8	1	2	5	9	0	7	8

答題所需時間 **分** **秒**

頭腦體操① 運轉速度⑥

以下題目在智力測驗和失智症診斷等情況下也會用到，
那就是配合對照表中的數字填寫「國字」。
填寫「國字」時要邊看圖表邊對照答題欄。
要記得盡快解題。

目標時間 1分30秒

對照表

0	1	2	3	4	5	6	7	8	9
修	花	心	知	紀	陽	友	海	笑	拓

［做法範例］ 對照數字填寫「國字」

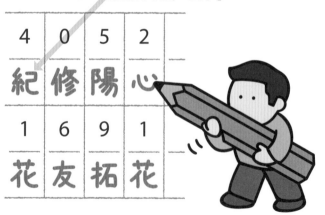

4	0	5	2	
紀	修	陽	心	
1	6	9	1	
花	友	拓	花	

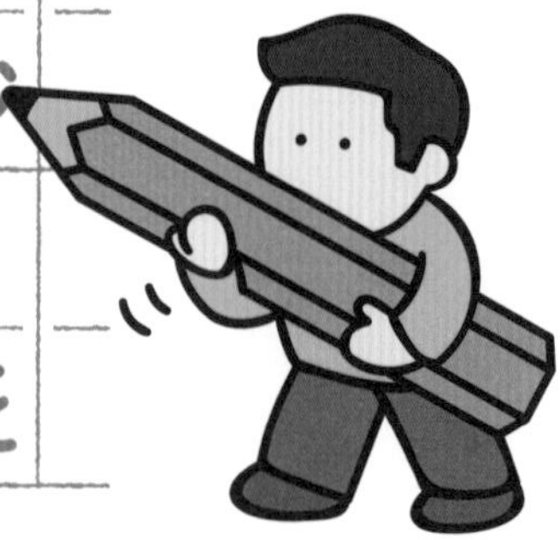

8	1	5	0	4	7	6	2	9	5
0	4	2	8	9	2	5	3	7	0
5	8	3	6	1	8	2	9	1	4
2	6	1	8	2	5	4	8	6	2
4	3	7	3	0	6	2	1	4	9

答題所需時間 **分** **秒**

頭腦體操① 運轉速度⑦

以下題目在智力測驗和失智症診斷等情況下也會用到，
那就是**從表格當中找出「2」與「8」，畫斜線消去**。
要記得盡快解題。

目標時間 1分

[做法範例]

5	~~2~~	6	1
~~8~~	7	7	~~8~~
~~2~~	4	9	1

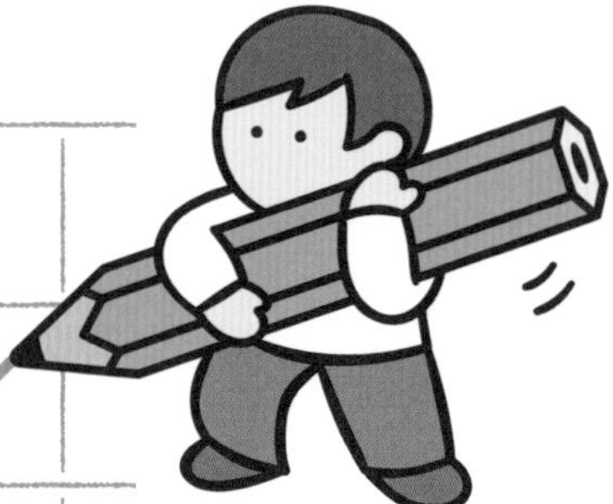

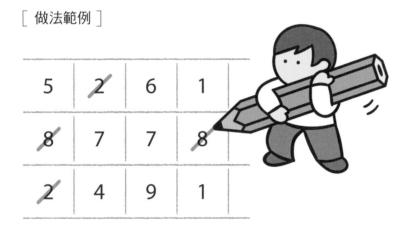

5	8	3	6	1	8	2	9	1	4
8	1	5	10	4	7	6	2	9	5
2	6	1	2	2	5	4	3	6	2
4	3	7	3	0	6	2	1	4	9
5	8	3	2	1	8	6	9	1	4
1	0	0	10	2	9	5	4	3	3
8	2	4	7	3	1	0	8	5	0
10	0	2	4	5	1	6	2	4	9
2	3	5	8	1	10	1	9	0	5
6	7	7	2	9	8	0	10	2	3

答題所需時間　　分　　秒

頭腦體操❶ 運轉速度❽

以下題目在智力測驗和失智症診斷等情況下也會用到，
那就是替表格當中**普遍能吃的東西打○**，
雖然**能吃但自己討厭的食物打△**。
要記得盡快解題。

目標時間 30秒

［ 做法範例 ］

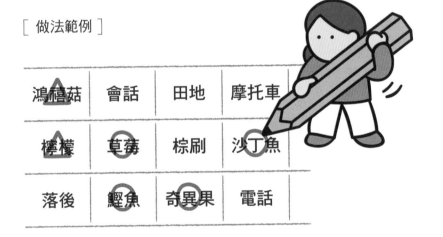

鴻禧菇 △	會話	田地	摩托車
檸檬 △	草莓 ○	棕刷	沙丁魚 ○
落後	鰹魚 ○	奇異果 ○	電話

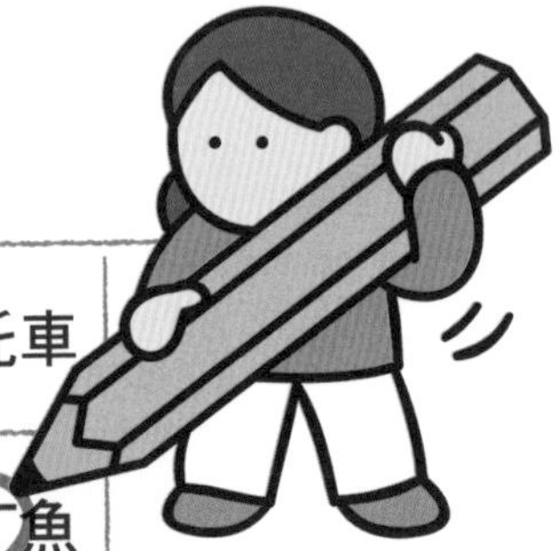

西瓜	三溫暖	貓熊	番茄	豆皮壽司
烏鴉	山葵	哼哈二將	馬加魚	筏
磚塊	夥伴	繪本	帽子	冰雹
電器	金錢	蘋果	達摩不倒翁	優雅
狂風	大猩猩	祈禱	葡萄	香蕉
青蛙	車子	麻糬紅豆湯	睡衣	鄉下
蛋	餘地	浴衣	蠑螺	日本
牛蒡	丸子	著色畫	香菇	枕頭
橘子	容器	豆芽菜	成人	羊栖菜
起床	追加	祭典	換氣	豆腐

答題所需時間 分 秒

鍛鍊記憶力

接下來是鍛鍊腦部「記憶力」（記性）的體操。記憶力指的是將外界進入的資訊暫時保留的功能。

訓練成效當中最淺顯易懂的還是提升記憶力。能夠輕鬆記住第一次遇到的人叫什麼名字，記得曾經去過的地方，旅行、紀念日和其他珍貴的回憶也能牢牢放在心裡。而這些體操在盡全力去做之後，也會產生「轉移效果」。

雖說年紀增長就容易動怒，不過頭腦體操會增進克制力，遏止這種突發的憤怒情緒和暴力的行為，提升體會對方心思的想像力、溝通能力、瞬間判斷力、集中力和邏輯思考能力，獲得其他許許多多的「紅利」。

換句話說，**鍛鍊記憶力後，整個思考就會變得柔軟，能夠發現自己也尚未看出的可能性**。

記憶力訓練的驚人成效！

① 提升記憶力

② 提升克制力

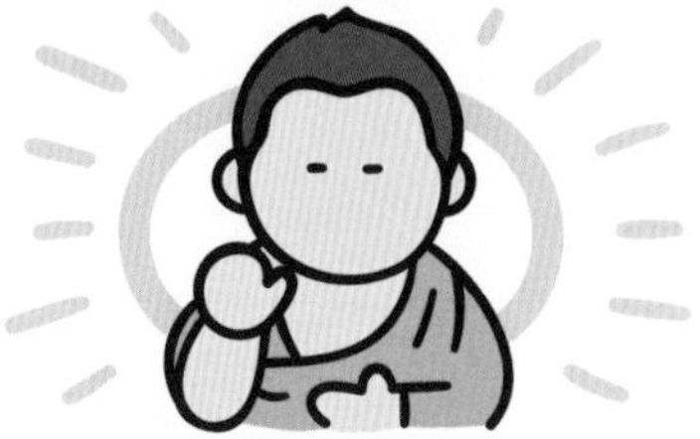

③ 提升想像力

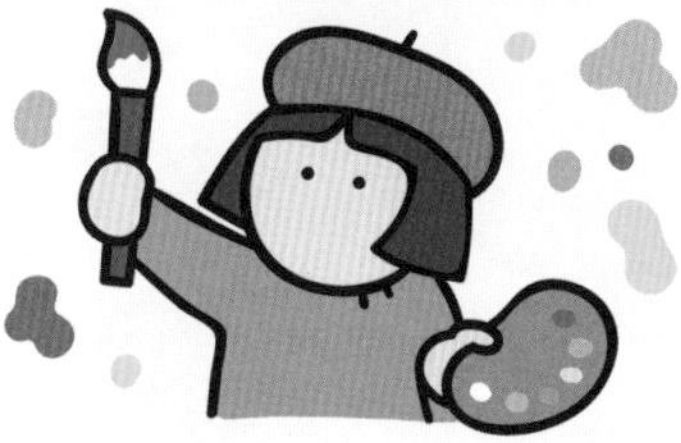

④ 提升集中力

⑤ 提升邏輯思考能力

頭腦體操② 記憶力①

兩分鐘之內盡量記住表格當中的三十個單字。

過了兩分鐘後就把紙翻到背面，**將記得的單字寫在別的紙上**。

祕訣

搭配多個單字**編成「故事」之後，就能輕鬆記住**。

目標　12個

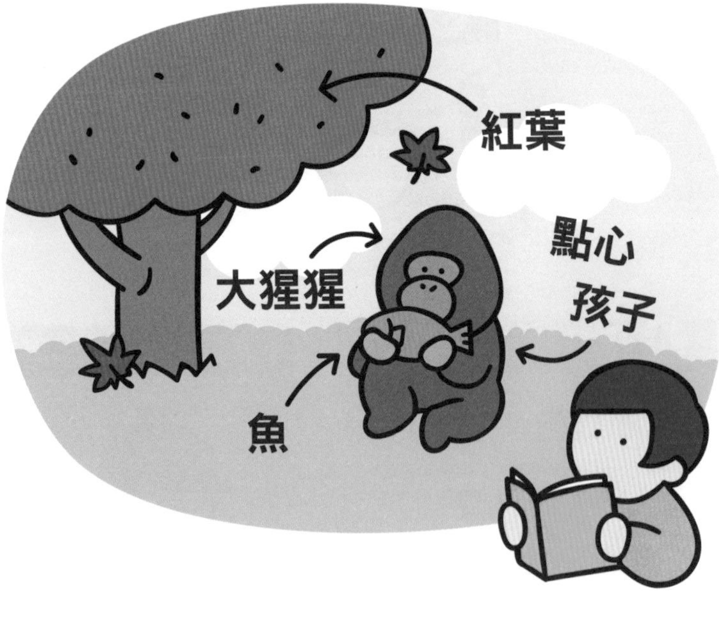

魚	點心	紅葉
大猩猩	孩子	草鞋
昆布	褲子	眼鏡
扇子	掃把	背後
櫥櫃	掃除	水桶
小鳥	電視	狐狸
鮪魚	鄰居	鯨魚
蜆貝	皮包	木工
袋子	書信	烏龍麵
錢包	貴族	臘月

記得的詞彙數　　個

頭腦體操 ② 記憶力 ②

2道步驟要同時進行。

第1道步驟是要把**相鄰的數字加起來，再將答案填寫到表格中**。

第2道步驟則是**以非慣用手連續比出「布、石頭、剪刀」的手勢**。

首先要做單純的計算，測量答題時間，

再將所需時間設定為目標時間。

[做法範例]　只需寫出個位數的數字

2　4　9　3　5 ……

　6　3　2　8　← 答案要寫在這裡

以非慣用手比手勢

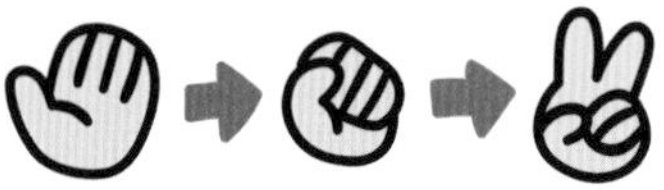

STEP 1　首先只需要計算！

首先要以普通方式答題，測量所需時間。

5　1　4　2　6　3　0　9　1　7

2　8　3　4　1　5　7　6　9　0

1　6　9　2　3　1　5　4　4　8

2　8　3　4　1　5　7　6　9　0

1　6　9　2　3　1　5　4　4　8

這是正式作答的目標時間！

答題所需時間

分

秒

STEP 2　正式測驗！邊計算邊比出布、石頭、剪刀

正式測驗。答題時手要不斷比動作。

5	1	4	2	6	3	0	9	1	7
2	8	3	4	1	5	7	6	9	0
1	6	9	2	3	1	5	4	4	8
0	4	5	3	1	8	2	7	3	3
8	9	4	5	2	4	3	1	1	6

答題所需時間　　分　　秒

頭腦體操❷ 記憶力❸

2道步驟要同時進行。
第1道步驟跟**百格計算**類似，
要**將縱向和橫向格子裡的數字相加，再填寫答案**。
第2道步驟則是**以非慣用手連續比出「剪刀、布、石頭」的手勢**。
首先要做單純的計算，測量答題時間，
再將所需時間設定為目標時間。

[做法範例]

5＋7的答案

(＋)	7	4	
5	12	9	
10	17	14	

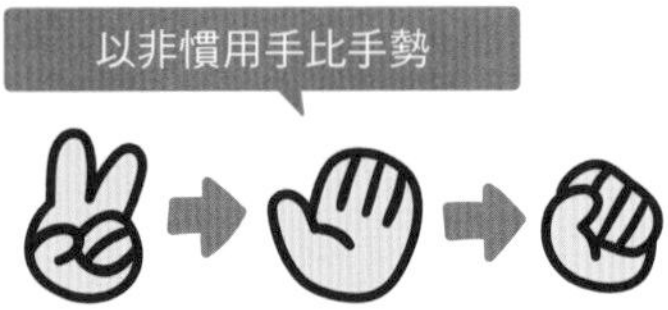

STEP 1 首先只需要計算！

首先要以普通方式答題，測量所需時間。

(＋)	6	9	1	5	8	3	7	4	5
5									
3									
7									
9									
2									

這是正式作答的目標時間！

答題所需時間

分

秒

STEP 2　正式測驗！邊計算邊比出剪刀、布、石頭！

正式測驗。答題時手要不斷比動作。

(+)	6	9	1	5	8	3	7	4	5
5									
3									
7									
9									
2									

答題所需時間　　　　分　　　　秒

頭腦體操 ② 記憶力 ④

2道步驟要同時進行。

第1道步驟跟**百格計算**類似，

要將**縱向和橫向格子裡的數字相減，再填寫答案**。

第2道步驟則是**以非慣用手從「石頭」的手勢依序豎起一根手指，張開到布的手勢之後就回到石頭，如此反覆多次**。

首先要做單純的計算，測量答題時間，

再將所需時間設定為目標時間。

［ 做法範例 ］

9－5的答案

(－)	9	6
5	4	1
1	8	5

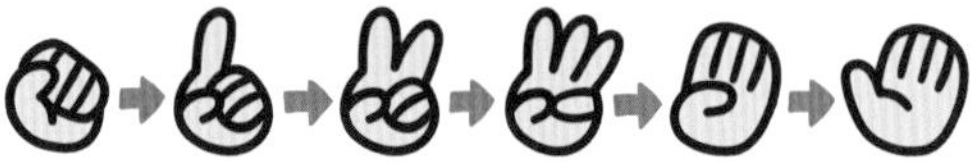

STEP 1 首先只需要計算！

首先要以普通方式答題，測量所需時間。

(－)	7	5	8	10	4	9	6	8	7
4									
2									
1									
3									
2									

這是正式作答的目標時間！

答題所需時間

分

秒

STEP 2　正式測驗！邊計算邊比出0、1、2、3、4、5！

正式測驗。答題時手要不斷比動作。

(一)	7	5	8	10	4	9	6	8	7
4									
2									
1									
3									
2									

答題所需時間　　分　　秒

頭腦體操② 記憶力⑤

從①到⑦分別寫著不同生物的名稱，

要**依照「朗誦→背誦」的順序進行**。

背誦時要把書翻到反面，或是用手和紙蓋住文字。

背得出①之後就換②，背得出②之後就換③……照這樣進行下去。

目標到⑥為止

［ 做法範例 ］

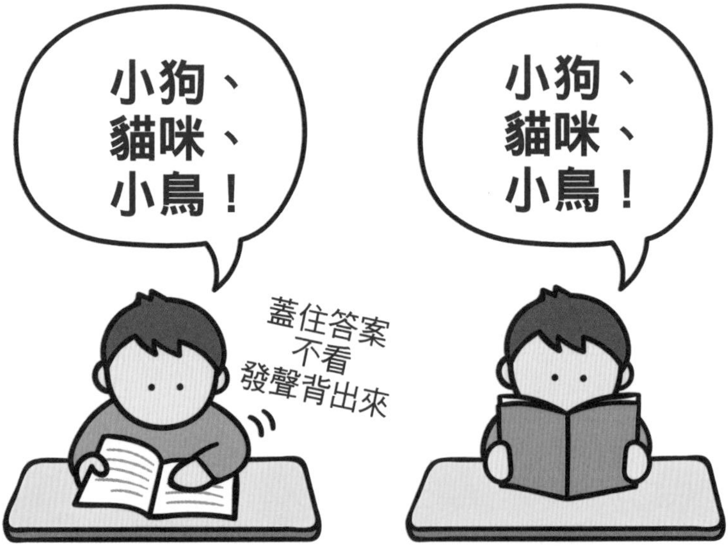
小狗、貓咪、小鳥！
小狗、貓咪、小鳥！
蓋住答案 不看 發聲背出來

步驟 2
不看字背出來

步驟 1
出聲朗讀

① 小狗、貓咪、小鳥

② 大象、馬、鹿、豬

③ 小鳥、山羊、貓咪、鹿、大熊

④ 河馬、猴子、老虎、馬、大象、松鼠

⑤ 鹿、松鼠、牛、鱷魚、猴子、山羊、犀牛

⑥ 驢子、大熊、豬、河馬、貓咪、馬、狒狒、老虎

⑦ 牛、小狗、大象、松鼠、鱷魚、小鳥、大熊、猴子、貓咪

答得出的題數 題

頭腦體操 ② 記憶力 ⑥

從①到⑥分別寫著不同生物的名稱，

要**依照「朗誦→背誦」的順序進行**。

只不過，**回答要跟記得的順序相反（倒過來背）**。

背誦時要把書翻到反面，或是用手和紙蓋住文字。

背得出①之後就換②，背得出②之後就換③……照這樣進行下去。

目標到⑤為止

［ 做法範例 ］

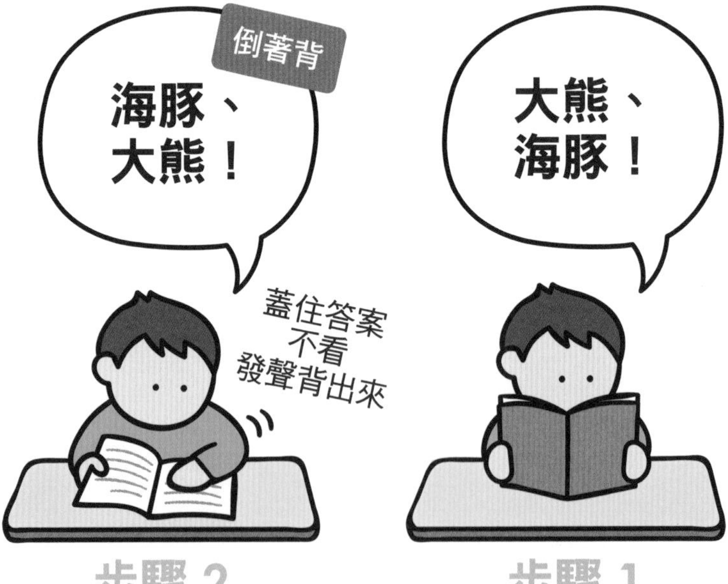
倒著背
海豚、大熊！
蓋住答案
不看
發聲背出來
大熊、海豚！

步驟 2

不看字倒著背

步驟 1

出聲朗讀

① 大熊、海豚

② 狐狸、大猩猩、鱷魚

③ 貓咪、獅子、蝦子、海獅

④ 鯨魚、螢火蟲、松鼠、老虎、烏龜

⑤ 青蛙、狼、狸貓、小狗、兔、駱駝

⑥ 猴子、大熊、啄木鳥、鼴鼠、貓熊、海豚、綿羊

答得出的題數	題

頭腦體操 ② 記憶力 ⑦

這個題目跟網路銀行也在用的認證方法類似。

密碼卡上寫的是編號和數字的組合。

我們要**邊看密碼卡，邊將數字填寫到表格中**。

解答時間　30秒
目標　全部答對

頭腦體操 密碼卡

頭腦訓練　王小明

1號	2號	3號	4號	5號
7	1	5	0	6

6號	7號	8號	9號	10號
4	2	7	3	8

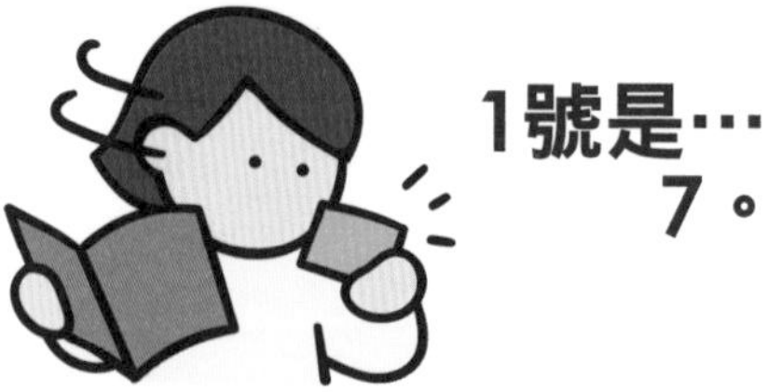

要邊看密碼卡邊填寫數字。

①	2號	6號	1號	5號	3號	4號
②	7號	4號	3號	2號	9號	5號
③	1號	7號	5號	10號	8號	2號
④	3號	9號	2號	7號	5號	6號
⑤	8號	1號	4號	3號	10號	2號

答得出的題數　　　　**題**

頭腦體操 ②

記憶力⑧

這個題目跟網路銀行也在用的認證方法類似。

密碼卡上寫的是字母和數字的組合。

這些組合要統統記起來。

等全都背好後，就**要邊看密碼卡，邊將數字填寫到表格中**。

解答時間　30秒
目標　全部答對

頭腦體操 密碼卡

頭腦訓練　王小明

A	B	C	D	E
5	0	3	7	2

填寫數字時別看密碼卡。

①	B	D	A	C
②	A	E	B	D
③	E	A	C	D
④	C	B	D	A
⑤	D	A	E	C

答得出的題數　　　　**題**

頭腦體操② 記憶力⑨

這項活動要與家人、朋友或其他人雙雙進行。

湊成兩人一組之後，就要分別扮演提問的人和回答的人。

提問的人要**盡量以凌亂的順序講出「從1到9」的任何一個數字**，發音節奏要好。

回答的人在**聽到「1、4、7」任何一個數字後，就要以慣用手出「石頭」**。

聽到「2、5、8」就出剪刀，聽到「3、6、9」就出布。

目標	連續答對10次

［ 做法範例 ］

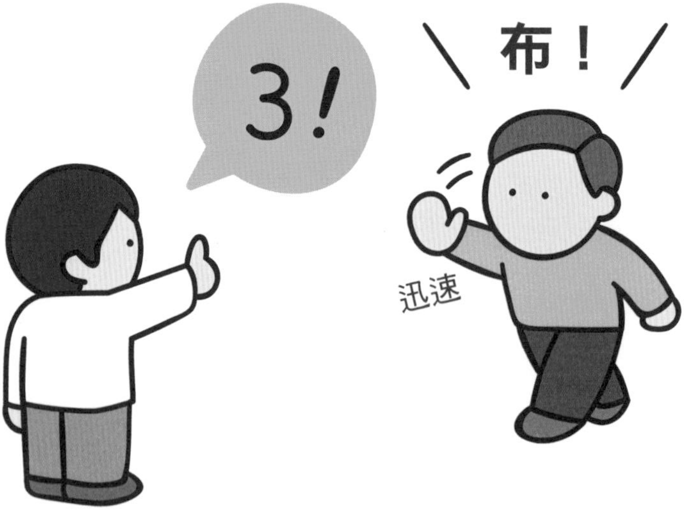

對答時要盡量保持良好的節奏。

[核對]

1、4、7

↓

以慣用手出石頭

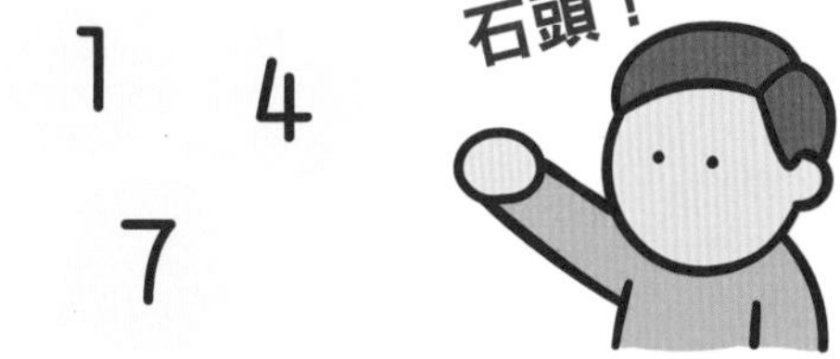

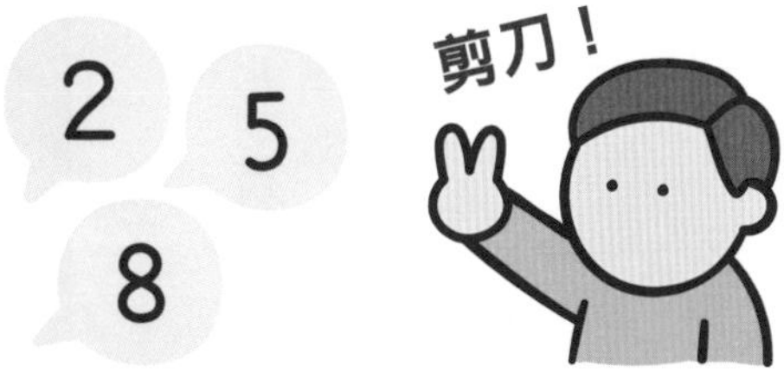

2、5、8

↓

以慣用手出剪刀

3、6、9

↓

以慣用手出布

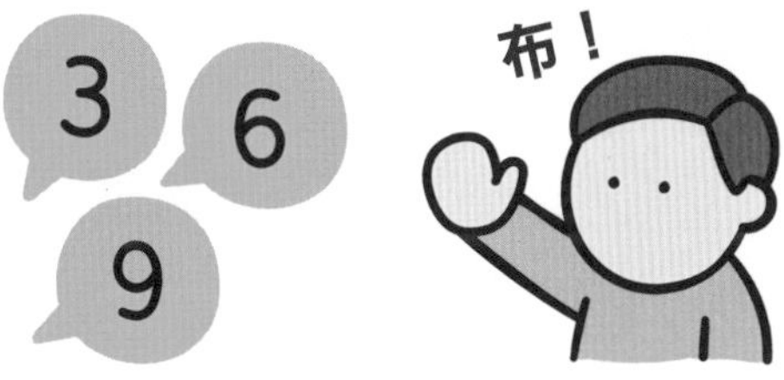

持續答得出正確答案的次數	**題**

頭腦體操 3
活性化訓練①
行動控制

接下來這兩個是讓腦部活性化的體操。第一個主題是「行動控制」。比方像是**用右手和左手分別做出動作之後，哪隻手會「不由自主」受到影響的行動控制功能**。這種體操的目標是要在「前額葉皮質」和「運動聯合區」或「運動區」這些運動區域之間，鍛鍊資訊處理的能力。

行動控制的能力也跟「忍耐力」有關。忍耐力這項功能就像記憶力一樣，容易隨著年齡下滑。相信各位聽說過失智症患者對照顧者惡言相向，或是動用暴力吧？失智症的人對所有事物的理解能力會降低，所以遇到一點小事就會覺得不安，容易心浮氣躁。沒辦法調適不安和心浮氣躁，就會在心急之下轉而做出謾罵和暴力的行為。

雖然有程度上的差異，但**年老會導致腦部功能低落，使得許多老年人沒辦法適時忍耐。若不加以改善，極有可能會演變成人際關係的問題**。

我們要用行動控制的體操讓腦部活性化，提高頭腦訓練的功效。

心浮氣躁和不安都是腦部衰退的原因！

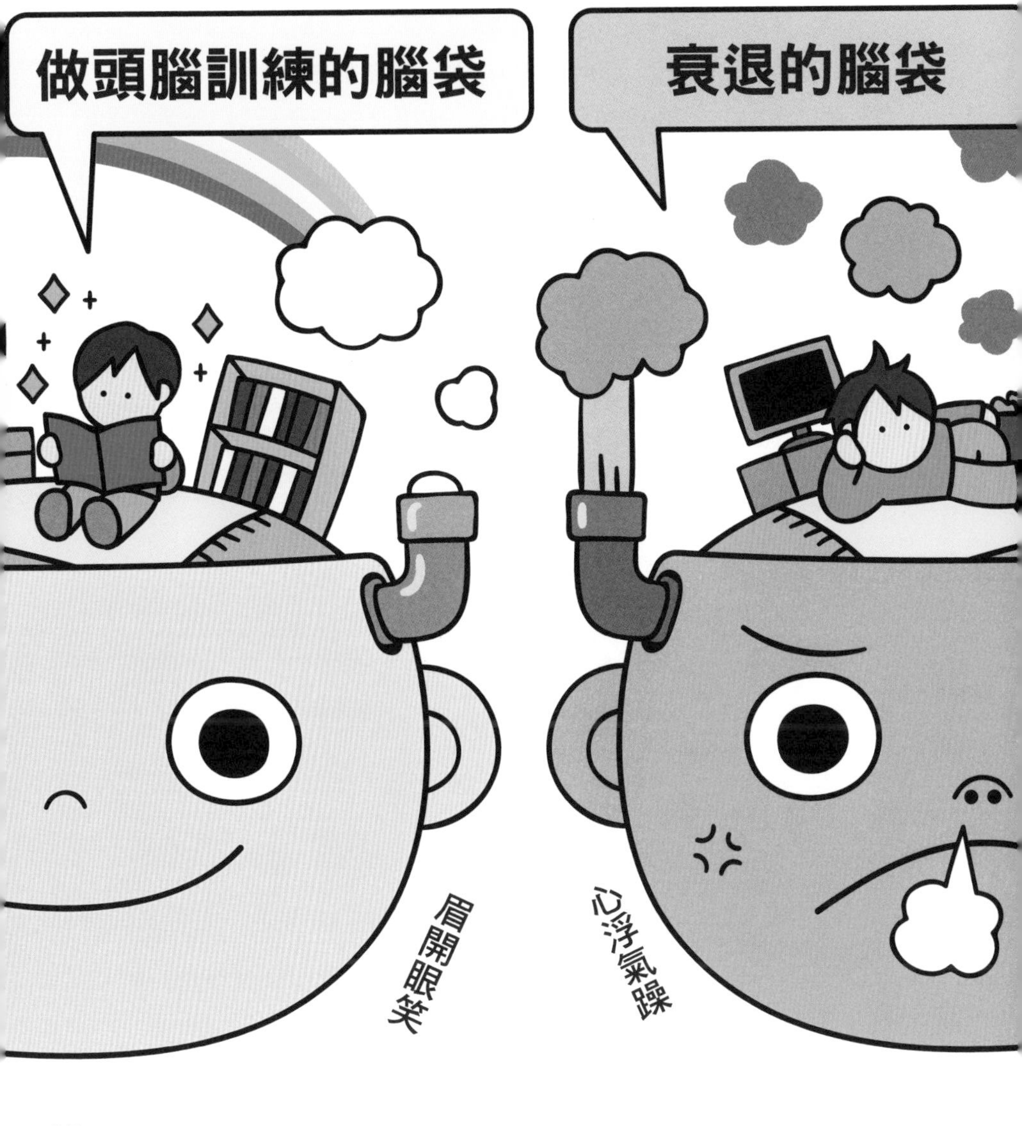

頭腦體操 3 行動控制 1

以**左右手分別比出不同的動作**。

慣用手要從「石頭」開始依序豎起一根手指，張開到「布」之後就回到「石頭」，如此反覆多次。

非慣用手則要**連續比出「石頭、剪刀、布」，不斷比動作**。

雙手要抓住相同的時機盡量動得快一點，慣用手的運動要做四輪。

目標時間 20秒

祕 訣

- 慣用手出「石頭」和「布」的時候，非慣用手也同樣要出「石頭」和「布」。
- 慣用手做了兩輪運動時，非慣用手會做到四輪。

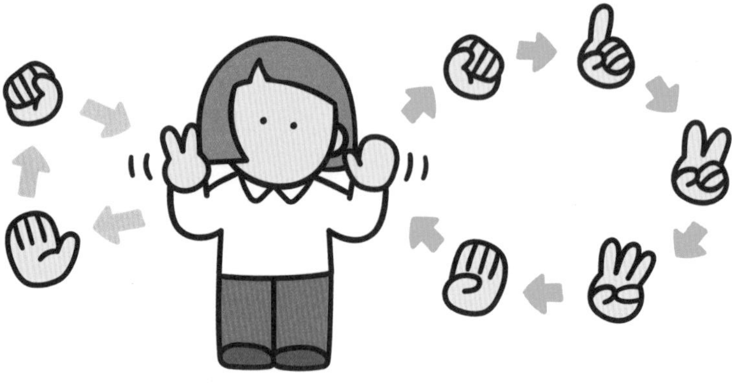

[做法]

雙手要抓住相同的時機，盡量動得快一點。

慣用手

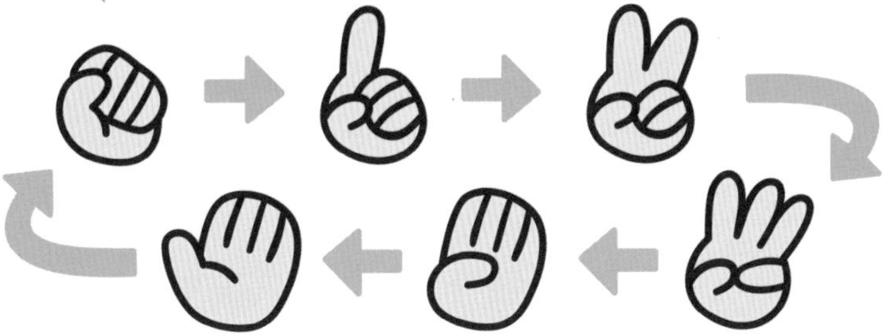

非慣用手

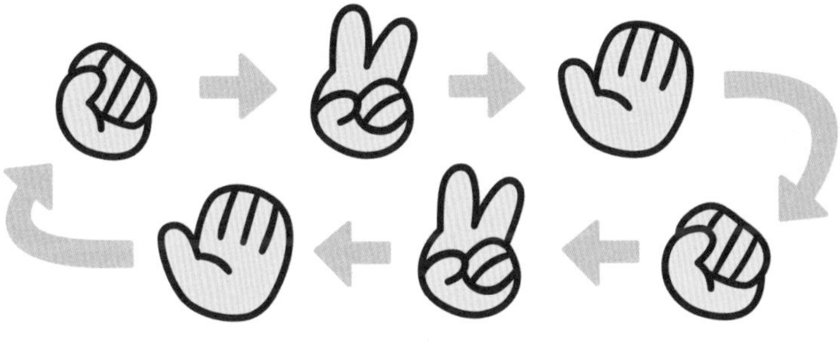

慣用手活動四輪所需時間	秒

頭腦體操 ③ 行動控制 ②

以**左右手分別比出不同的動作**。

右手以「三拍子」的節奏活動，對著空中或桌子畫出「1、2、3」的三角形。

左手以「四拍子」的節奏活動，對著空中或桌子畫出「1、2、3、4」的四角形。首先要練習一下，好讓各個動作都能熟能生巧。

等到會做之後就正式開始。

右手要以三拍子，左手要以四拍子的節奏同時活動。

目標時間 20秒

［ 做法 ］

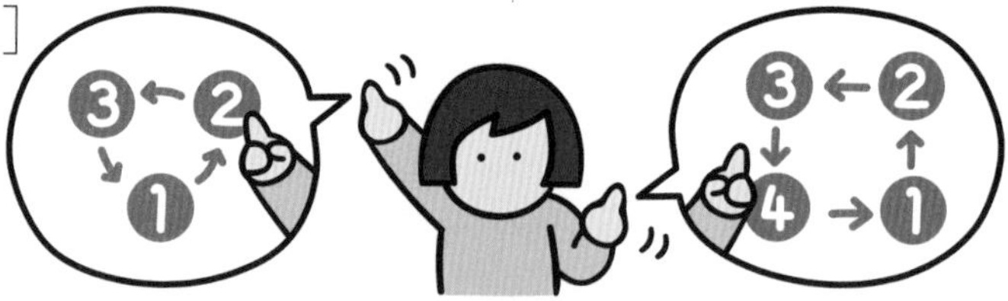

祕 訣

・右手做四輪，左手做三輪動作的時候，雙手就會同時回到開始的位置。

・成功之後就改成「左手以三拍子，右手以四拍子」的節奏，進行同樣的運動。

左手活動三輪所需時間	秒

逐漸熟練手部動作後，就改成以**「手」和「腳」來活動**。

右腳以「三拍子」的節奏活動，對著地板畫出「1、2、3」的三角形。

左手以「四拍子」的節奏活動，對著空中畫出「1、2、3、4」的四角形。

成功之後就改成**「左腳以三拍子，右手以四拍子」的節奏**，進行同樣的運動。

目標時間 20秒

［ 做法 ］

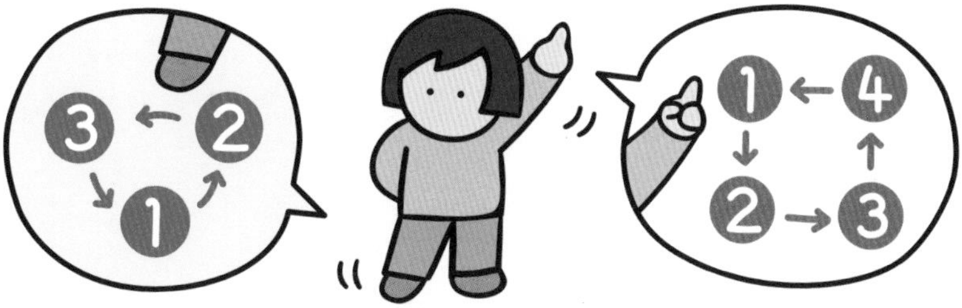

祕訣

・腳部做四輪，手部做三輪動作的時候，兩邊就會同時回到開始的位置。

手部活動三輪所需時間	秒

頭腦體操③ 行動控制③

以**左右手分別比出不同的動作**。

以**慣用手的食指，依照自己臉孔上的「額頭→下巴→右耳→左耳」的順序，反覆碰觸及移動**。非慣用手則要連續比出「布、剪刀、石頭」的手勢。

首先要練習一下，好讓各個動作都能熟能生巧。

等到會做之後就正式開始。

雙手要同時活動。

慣用手的運動要盡快做上四輪。

目標時間 20秒

祕 訣

- 慣用手做四輪動作時，非慣用手就會做到五輪。
- 慣用手第三輪的第一個動作（指著下巴時），就相當於非慣用手出「石頭」。

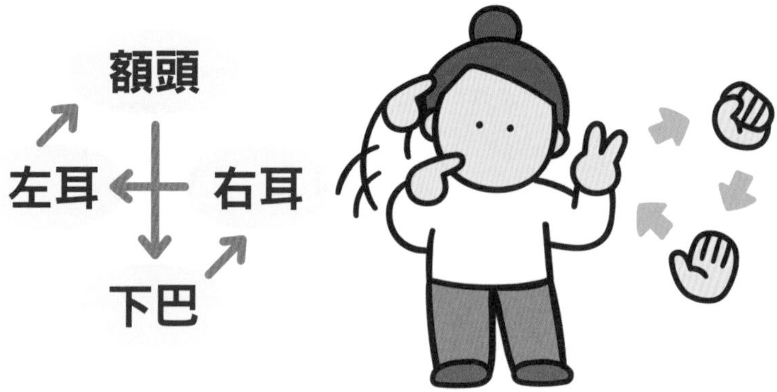

[做 法]

雙手要抓住相同的時機，盡量動得快一點。

慣用手

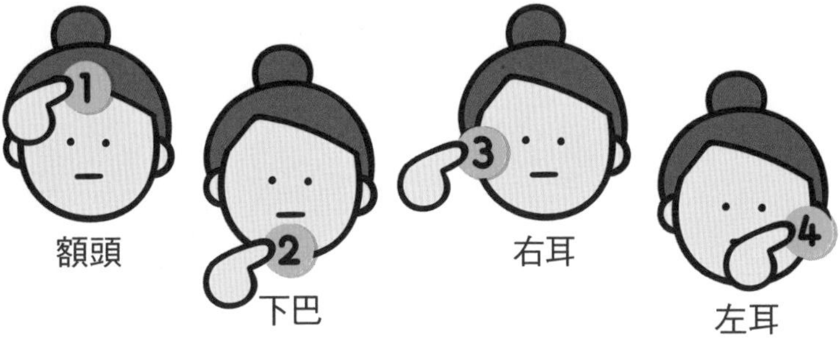

非慣用手

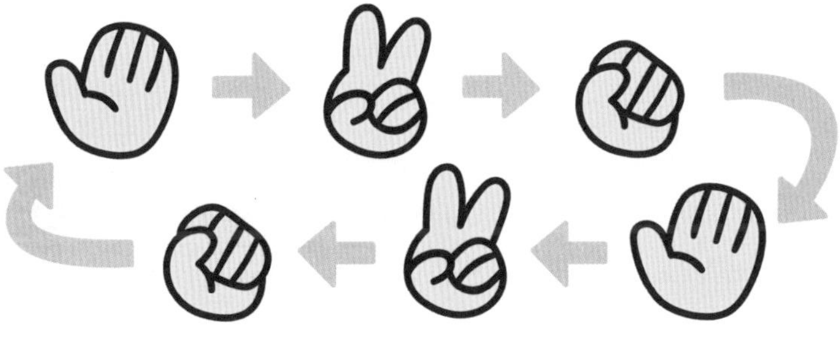

慣用手活動四輪所需時間	秒

活性化訓練② 空間認知

目前為止的頭腦訓練都是以鍛鍊「前額葉皮質」為中心，下一個體操則要鎖定「頂葉聯合區」。頂葉聯合區顧名思義，就是位在頭頂的區塊，當要蒐集和識別我們周遭情況的相關資訊時，就扮演著主要的角色。這區既可以掌握空間和時間，也能整合視覺、聽覺和其他各種感覺資訊。

每天的生活當中，假如需要看地圖、辨識方向、判斷物體的距離、遠近感和上下左右時，就會用到頂葉聯合區。

頂葉聯合區雖然不像前額葉皮質那樣動輒老化，但每逢年齡增長時，這塊區域的功能也很容易衰退。我們要刺激腦部的「空間認知能力」，逐步促進其活性化。

另外，不只是前額葉皮質，只要刺激頂葉聯合區，腦部使用的範圍就能更為寬廣。平衡運用整顆頭腦，也就可望能夠改善「不用則退」的狀況了。

透過「學習」也可以提升解讀地圖，和正確分辨遠近的能力！

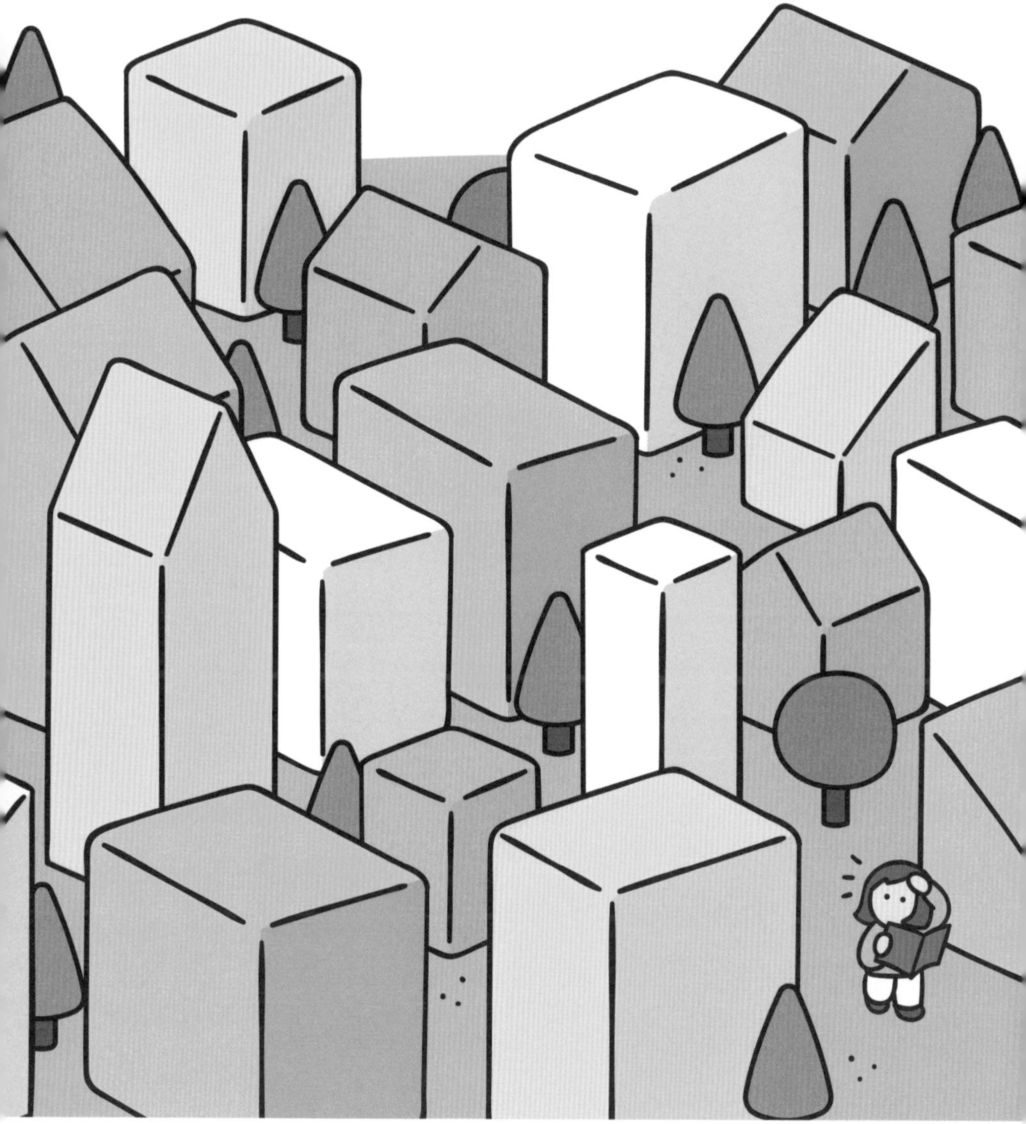

頭腦體操④ 空間認知❶

這項練習是要動腦處理空間資訊。

以下有**兩組圖形**。

左邊的圖形在腦子裡旋轉時，是否會變得跟右圖一樣？試以「○」或「╳」回答。

解答時間　3分
目標　全部答對

［做法範例］

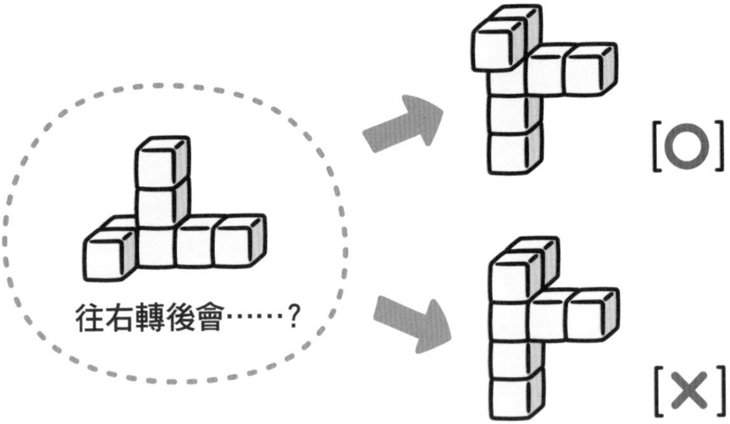

祕訣

就算外形極為相似，但若圖形像照鏡子一樣翻過來時就要打「╳」。

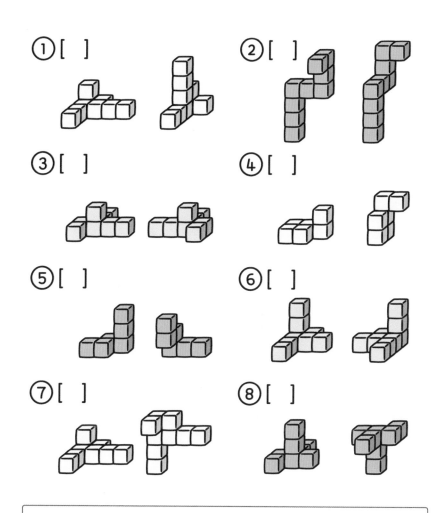

①[　]

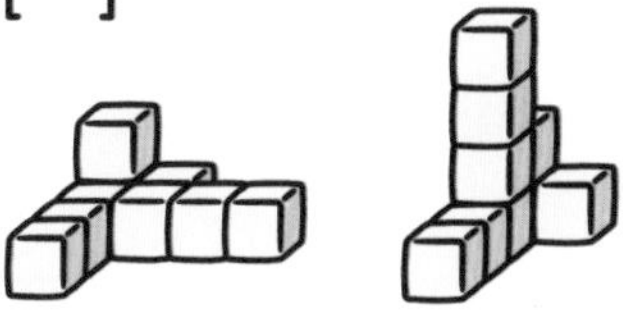

②[　]

③[　]

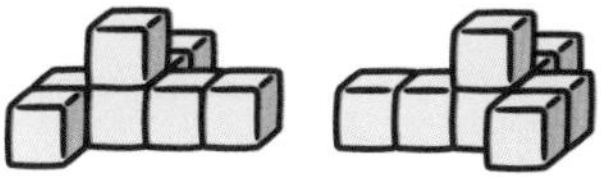

④[　]

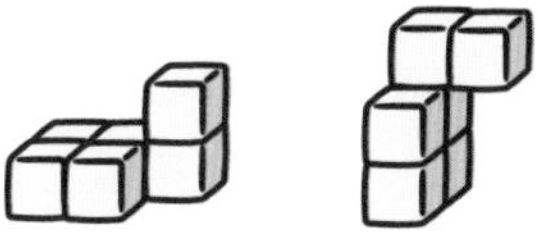

⑤[　]

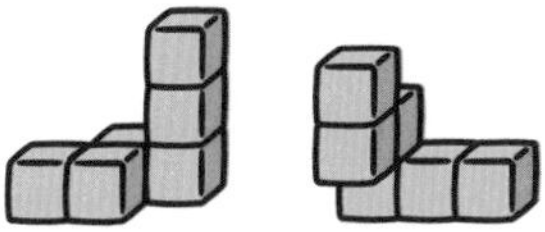

⑥[　]

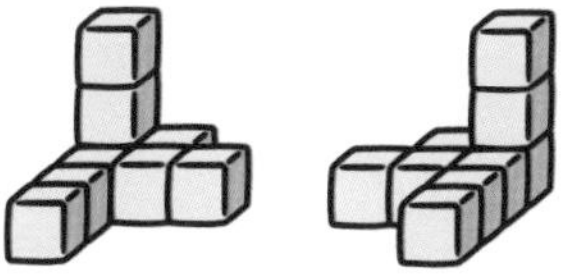

⑦[　]

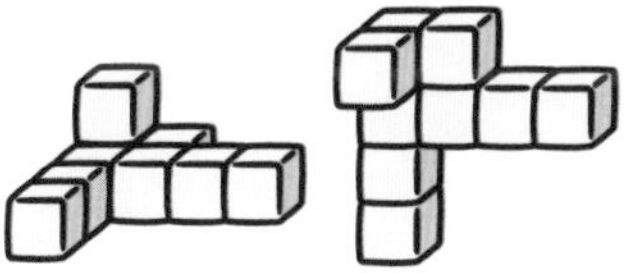

⑧[　]

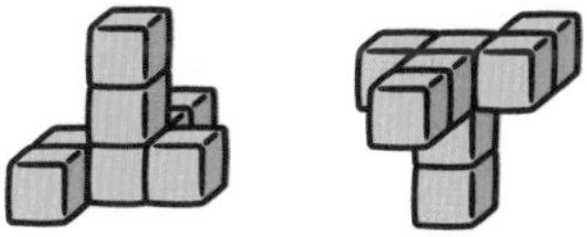

答對的題數　　　　題

答案 ① × ② ○ ③ × ④ × ⑤ ○ ⑥ × ⑦ ○ ⑧ ×

頭腦體操④ 空間認知❷

這項練習是要動腦處理空間資訊。

以下有**兩組文字**。

左邊的圖形在腦子裡旋轉時，是否會變得跟右圖一樣？試以「○」或「×」回答。

解答時間　3分
目標　全部答對

[做法範例]

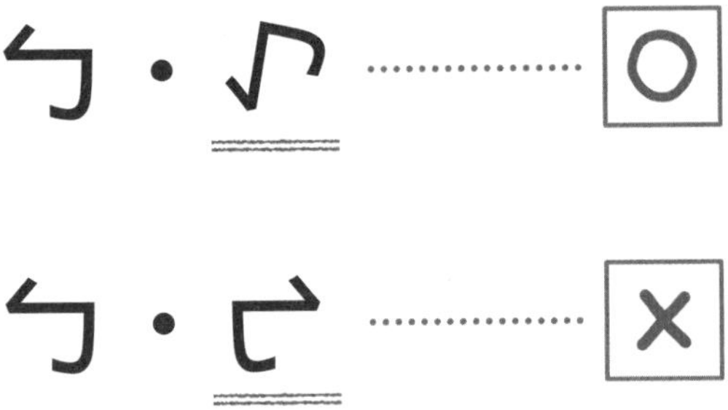

祕　訣

就算外形極為相似，但若圖形像照鏡子一樣翻過來時就要打「×」。

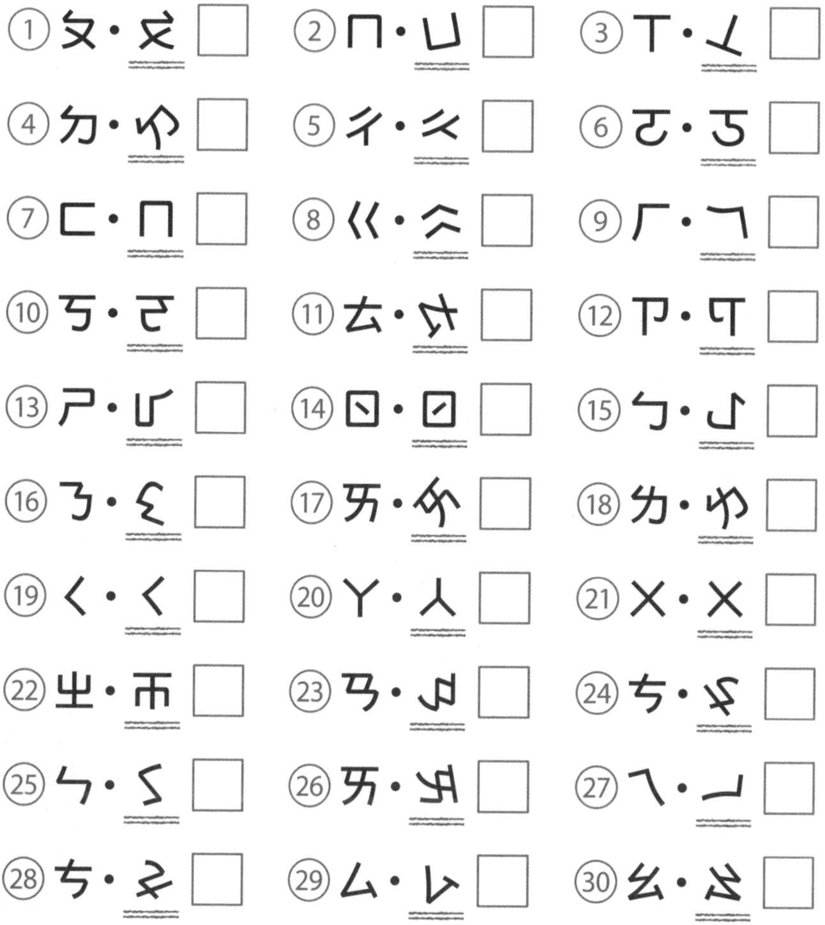

答對的題數　　　　題

答案 ①× ②○ ③○ ④○ ⑤× ⑥× ⑦× ⑧× ⑨○ ⑩× ⑪○ ⑫×
⑬× ⑭× ⑮○ ⑯○ ⑰○ ⑱○ ⑲× ⑳○ ㉑× ㉒× ㉓○ ㉔○
㉕○ ㉖○ ㉗○ ㉘× ㉙○ ㉚×

頭腦體操 5 鍛鍊綜合能力

這是「頭腦體操」的最後一關。鍛鍊到目前為止，頭腦的「運轉速度」、「記憶力」、「行動克制」和「空間認知」都已經用過一次，訓練的最後則要應用以上的能力來回答題目。這時還是要記得「盡快」。

從左上角依序盡快回答畫中**動物的名稱**。動物的圖片**「上下顛倒」**時，**名稱也要倒過來唸**。

目標時間 30秒

［ 做法範例 ］

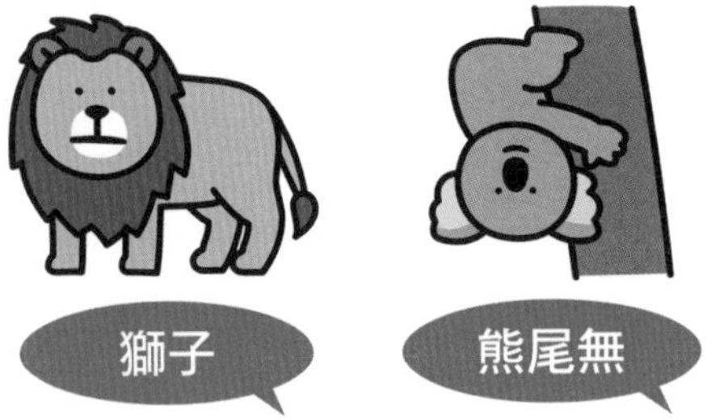

祕　訣

動物要盡量以正式的名稱稱呼。

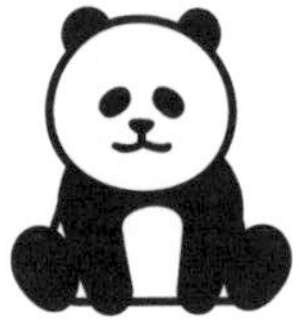

○「貓熊」
×「大熊」

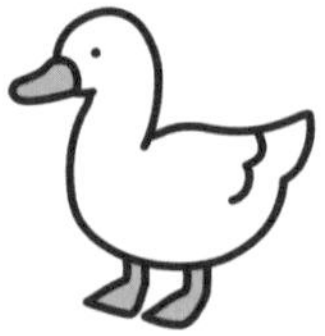

○「鴨子」
×「小鳥」

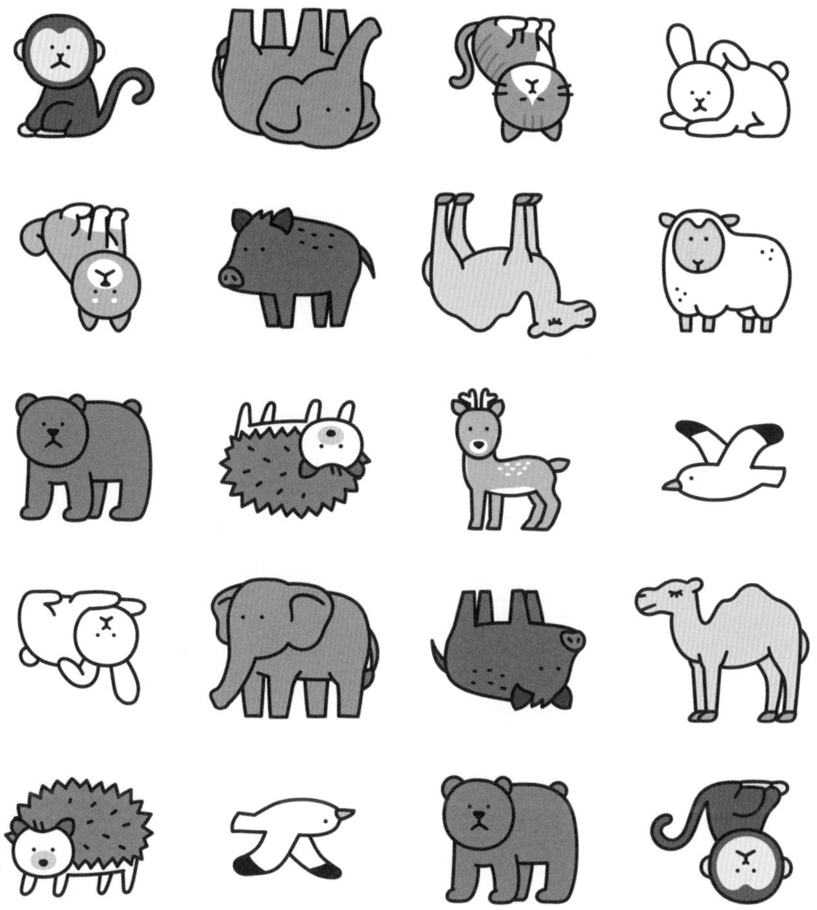

答題時間 秒

第3章

頭腦聰明的生活，頭腦衰退的生活

除了處理數字和文字這些符號的頭腦體操之外，
這裡還會告訴各位很多讓腦部活性化的方法。

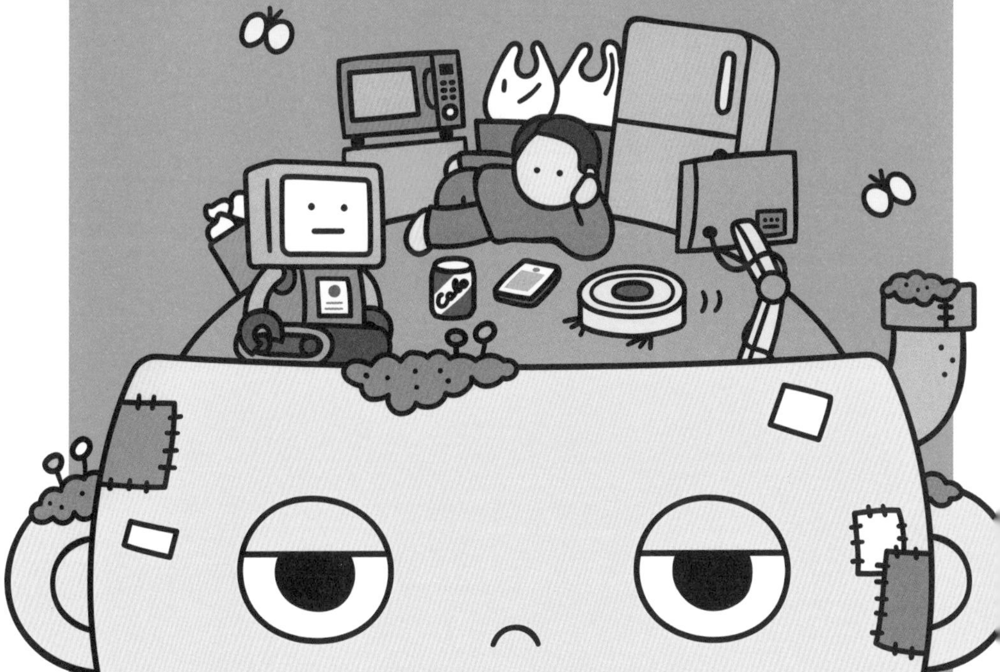

不要選擇「輕鬆方便」的途徑

有益頭腦的生活——各位在思考這個問題的時候，希望可以先想到第一章當中介紹的英文片語，明確掌握腦部衰退的原因。

「Use it or lose it」（用進廢退）。

這句話的意思是「非用不可」，腦部衰退是「因為不用」。只要養成積極「使用」的習慣，就能找回衰退的功能。

每天花十～十五分鐘，實踐「頭腦訓練」，養成積極「使用」腦部的習慣，這就是本書的目的。當然，光是這樣也很好，不過……

以一天二十四小時來算，沒有做頭腦訓練的時間就有二十三小時四十五分鐘。雖然其中也包括睡眠時間，但即使如此也很可觀。只要在這二十三小時四十五分鐘的**生活當中，也融入「非用不可」的觀念，腦部活性化的效率照理說就可以更好**。

我們的生活日新月異，其中以家電的進步最為驚人。洗碗也好，簡單的烹調也好，幾乎只要「打開開關」就可以統統解決，即使沒有持續下工夫也能做好。然而，其實這份「工夫」正是生活當中「使用」腦部的絕佳良機。**每天不花一點工夫就能做好，代價就是削減我們自己用腦的時間**。換句話說，生活當中選擇「輕鬆方便」，就會加速腦部的衰退。

接下來要開始的第三章將會提示各位如何過著「有益頭腦的生活」，即使在沒做頭腦訓練的時間裡也要運用腦部，讓頭腦活性化。

判斷的標準在於「麻煩」與否。只需選擇更花工夫覺得「麻煩」的途徑，自然就能養成積極「使用」腦部的習慣。

話雖如此，但在**習慣輕鬆方便的生活後，突然要追求極端改成麻煩的做法，負擔就會很大而後繼無力。最重要的莫過於跟頭腦訓練一樣持之以恆**。我們要循序漸進，逐漸改變。

有益○
有害✕

飲食篇

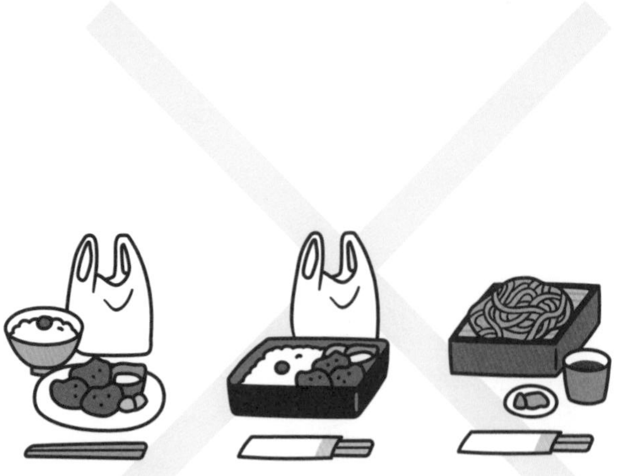

將買來的小菜盛放到盤子裡食用

購買小菜和便當直接食用

靠外食或外送填飽肚子

輕鬆方便 → 有害頭腦 ✕

飲食方面，最有益於頭腦的生活當然是「自己動手做」。已經在實際動手做的讀者，則要改變烹飪過程。目標是要適當規畫事先決定好的菜單，烹調時不依賴微波爐、削皮器和其他方便的產品，做出像套餐一樣均衡的飲食。

改變生活習慣真的會對腦部帶來正面影響嗎？二〇〇五年曾做過一項實驗，以六十歲以上的男性為對象，要他們每星期參加兩小時以上的烹飪講習課程，並每天在家分別做三十分鐘以上的

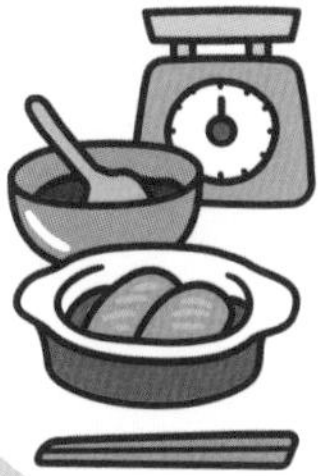

盡量自己
動手做

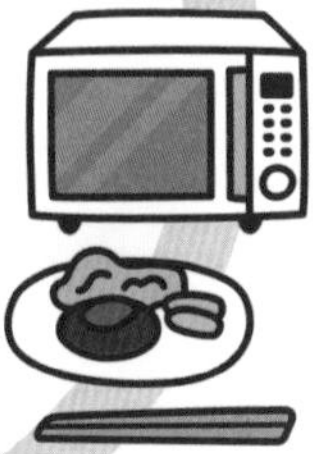

用微波爐或
方便的道具
來做

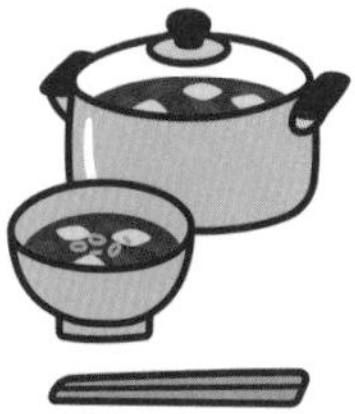

哪怕只做
一道菜也行

有益頭腦 ○ ← 要花工夫很麻煩

烹飪工作，持續約三個月。

檢查結果就如圖表所示，可以看出實驗前後前額葉皮質的功能有所提升。同時，思考能力和綜合作業能力也會提高。

1天做飯30分鐘就會讓腦變年輕！

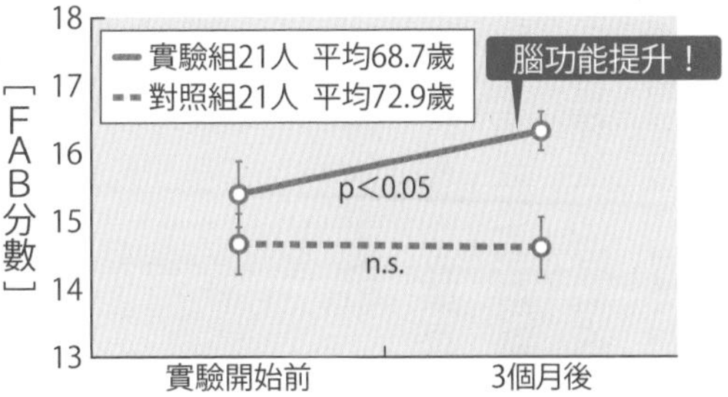

上面的圖表是東北大學和大阪瓦斯共同進行的烹飪介入實驗結果。實驗組的長者們要每星期參加兩小時的烹飪講習，每天在家做三十分鐘以上的烹飪工作，對照組則沒做這些事，三個月後再檢測前額葉皮質功能。結果發現做過烹飪的實驗組腦功能會格外提升。

有益○ 有害×

掃除篇

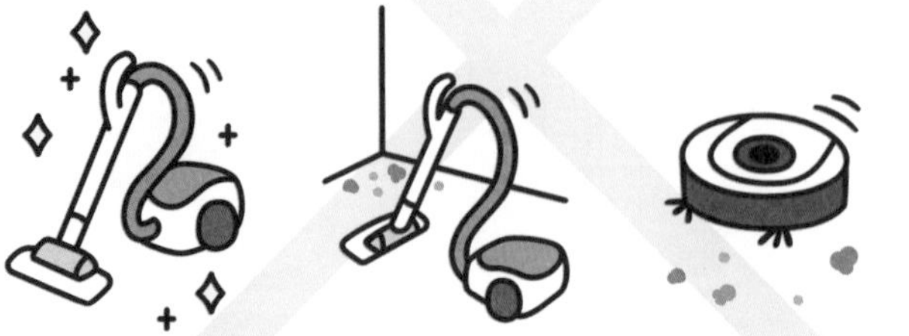

每天用吸塵器打掃

偶爾用吸塵器打掃看得見的地方

交給掃地機器人去做

輕鬆方便 → 有害頭腦 ×

最新的吸塵器和一次性的黏灰塵、靜電拖把等產品，讓每天的掃除格外輕鬆。最近甚至連一鍵就能動的掃地機器人都日益普及，但若過於依賴工具還是會讓腦部衰退。用吸塵器當然比用掃把和雞毛撢子花工夫，用去污布當然比用抹布花工夫，所以能夠鍛鍊腦部。

為什麼烹飪和掃除這種憑一己之力去做的事情會對腦部帶來正面的影響呢？因為要憑一己之力做事就需要「規畫」。

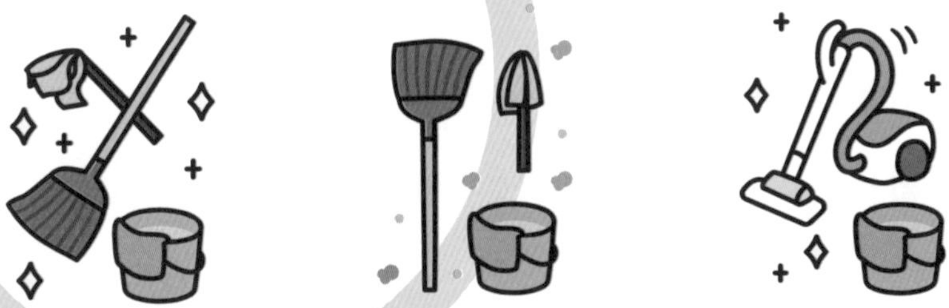

每天用掃把、雞毛撢子和抹布打掃
偶爾用掃把、雞毛撢子和抹布打掃
吸塵器吸完之後順便用抹布擦

有益頭腦 ○ ← 要花工夫很麻煩

烹飪時要衡量菜單，盤點需要的東西再去買。算好到收尾前要花的時間及早動工，設法循序漸進以免要洗的東西很多。掃除則是要先整理物品，接著要用雞毛撢子、掃把和畚箕清除塵埃和垃圾，最後再用抹布擦掉——像這樣邊衡量效率邊行動。

規畫是要衡量不久後的未來，掌握空間，考慮時間和記憶。這些都是在之前談到前額葉皮質的功能時出現的論點。

有益〇 有害✕

溝通篇

以書信或明信片交流

以電子郵件交流

幾乎不跟人聯繫

輕鬆方便 → 有害頭腦 ✕

與人交往有時會變成生活的支柱，或許也是件相當麻煩的事。而最麻煩的溝通方式就是與對方直接面對面說話。

以目前普遍的現象來看，由於手機和電腦的普及，使得人與人面對面說話的麻煩機會確實在減少當中。就算以電子郵件、書信和電話交流，必須衡量對方的情況，也無法與直接對話相比，相對失去頭腦訓練的機會。

對話時必須衡量對方所處的狀況和立場，觀察對方的表情和聲調，揣摩對

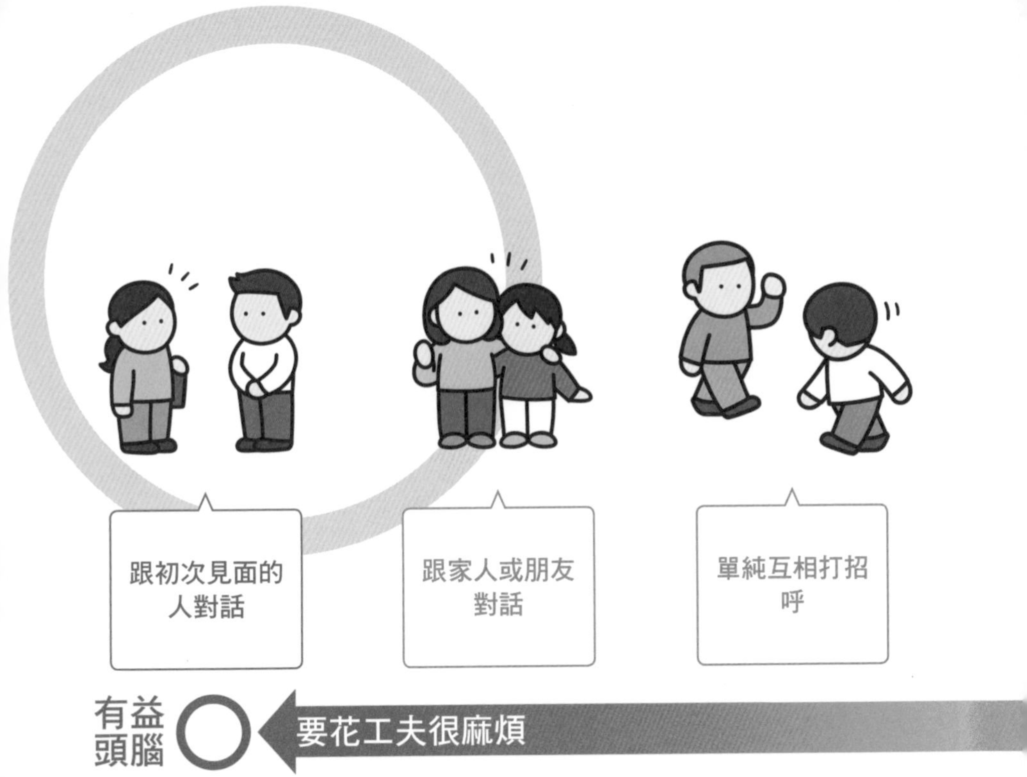

方的情緒，同時以言語傳達自己的心思。有時不只要顧及對方，還得要衡量對話的地點環境，斟酌詞彙及調整聲音的大小和語調。單憑同時做很多事情，就等於是將腦部「用在」複雜的問題上。

我們可以在合理的範圍內，一步步地選擇「麻煩」的做法。

有益○ 有害✕

交通篇

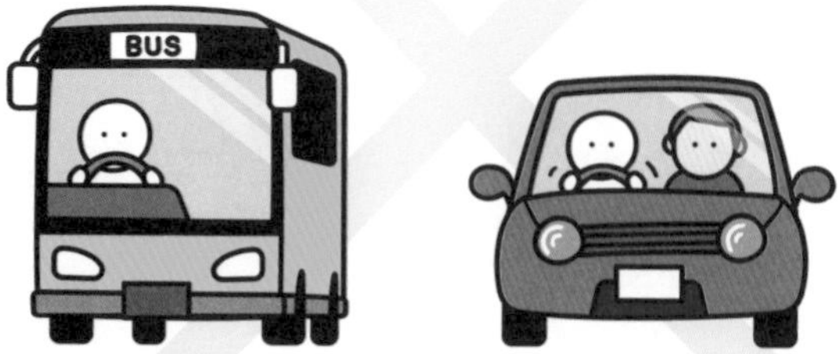

搭乘公車或電車

有人幫忙開車接送

輕鬆方便 → 有害頭腦 ✕

一個人的選擇有時會因健康狀態而受限。能憑自身意願決定交通管道的讀者，不妨重新思考花在交通上的工夫。

比方像是從家裡移動到最近的車站。既然要做頭腦體操，只要距離不是很遠，就該選擇步行。走路除了刺激五感之外，還要思考在哪個轉角轉彎，交通標誌的意思，腦部的各種功能自然就會生效。

遇到需要與人溝通的時候，也要額外花工夫設想幾點出發幾點抵達，要搭

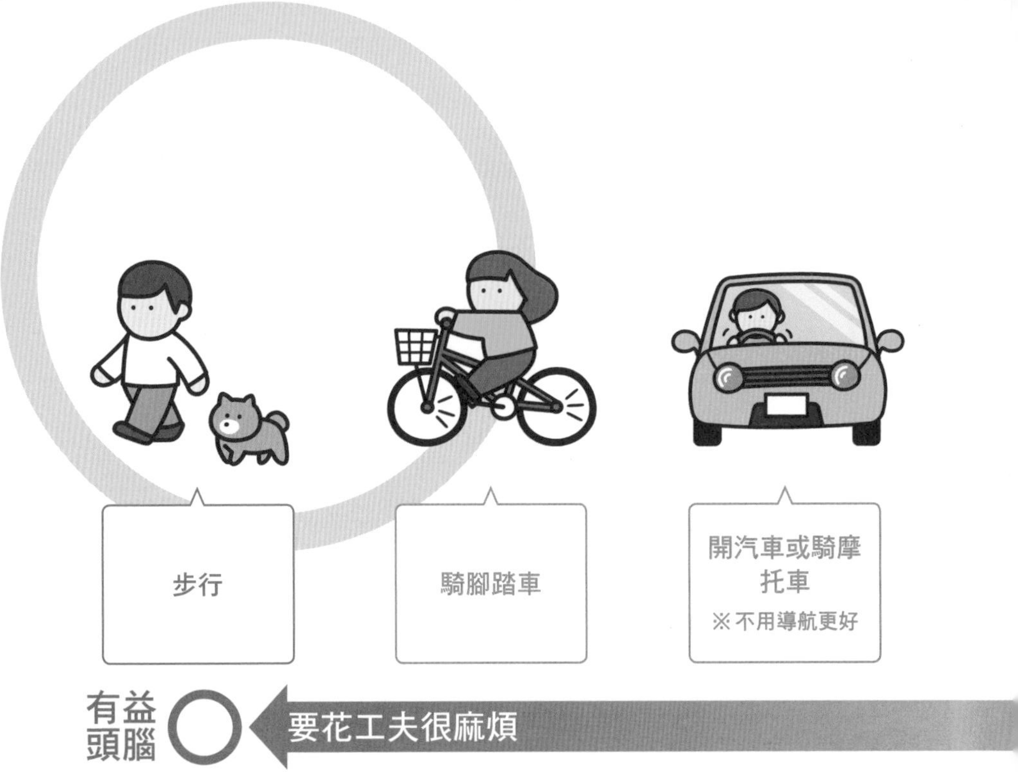

乘幾分的電車，就像烹飪和掃除中要做出「規畫」一樣。正如第一章告訴過各位的，有氧運動會對腦部帶來正面影響，這也是推薦步行的理由之一。

我們要從選擇比目前麻煩一倍的方法做起。假如現在是拜託別人開車接送，就改成搭電車或公車移動，假如是使用腳踏車就改成步行，以此類推。

將每星期搭兩次電車改成「一次騎腳踏車，一次步行」，更加善用頭腦規畫，也是正確的決定。

腦部老化的兩大巨頭是「電視」和「智慧型手機」

電視和智慧型手機象徵輕鬆方便的生活，當作每天的資訊來源經常使用時必須小心。就本書各位讀者的輩分來說，或許聽到電視會比聽到智慧型手機更能意會其缺陷。

我們的研究團隊做過實驗，測量腦部的哪個區域在看電視時會活動。收看途中，主要運作部位是與視覺有關的「枕葉」和與聽覺有關的「顳葉」。換句話說，看電視時腦部只會使用「看」和「聽」的功能。同時，前額葉皮質的血液循環會降低，思考功能受到抑制，形成放鬆的狀態。

反觀智慧型手機方面，雖然還只有以兒童為對象的資料，但可以看出狀態跟看電視的時候相同。

聽到「放鬆」，相信各位會覺得這樣很好吧。既然腦部也需要休息，放慢工作本身就不是壞事。但是當「荒廢」時便不宜。

然而，替發展階段的兒童做三年腦部追蹤調查的結果，卻發現收看電視的時間愈長，對於發展語言智商就愈有負面影響。從腦部的MRI影像也可以看出，大腦皮質的發展也會惡化，與收看時間的長度成正比。

就算對象換成大人，腦部也不會發生任何好結果。就如第一章告訴各位的一樣，**研究證明老年人收看電視的時間愈長，認知功能就愈低落**。另外，在統計學上罹患阿茲海默型失智症的風險則會提高。

從研究中可知，電視和智慧型手機只要一天用一小時，就很難變成大問題。請各位記得這兩種電子產品都要「適度」地使用。

飲食管理也在「頭腦訓練」當中

腦部當中有許多神經細胞。從神經細胞傳遞電子訊號到神經細胞之後，就可以思考事情和活動身體。

神經細胞只會將葡萄糖當作能量來用。葡萄糖這種營養素可以在消化澱粉後產生。要讓腦部運作，就需要充分攝取富含澱粉的米飯、麵包和其他主食。而細胞要使用葡萄糖，就少不了維他命B1、鉻、離胺酸、硫辛酸和其他補充營養素。只要一天三餐均衡食用這些餐點，即可攝取所需的養分。這樣的話，腦部就可以拿出全力工作了。

而三餐當中特別要重視的是「早餐」。

以前在實施兒童認知功能檢查的時候，曾經有人調查過該功能與早餐配菜數量的關係，結果發現「早餐的配菜數量愈多，發展指數就愈高，愈少則愈低」。就跟電視和智慧型手機的情況是一樣的，對兒童的頭腦有益的事情，對大人的頭腦就沒道理會有害。

睡眠不足會提高失智的風險？

我們身體的細胞當中有一種物質叫做「粒線體」，將氧氣和葡萄糖當作能量來源，製造細胞活動所需的力量，就像發電廠一樣。粒線體的功能在熬夜後會變差。換句話說，身體所有細胞包含腦細胞在內，就會沒辦法順利「發電」。

一旦睡眠不足，人類的腦部就會在細胞層級上陷入異常的狀態。

另一方面，研究也證實習慣早睡的兒童，語言測驗和空間資訊處理能力測驗的成績通常會很高，睡眠時間長的兒童，無論在記憶力、工作能力、圖形處理能力和空間資訊處理測驗上都有好成績。從腦部的MRI影像分析也可以發現，充足的睡眠會增加「海馬迴」的體積，這個部位與學習和記憶密切相關。

還有報告指出，海馬迴的體積愈小，就愈容易造成壓力、憂鬱症，以及高齡人士會罹患的阿茲海默型失智症。從維持功能的觀點來看，我也希望大家記得早睡早起，確保優質的睡眠時間。

後記

每當年齡延長就要讓頭腦「成長」

從「高齡化社會」易名為「超高齡社會」過了多久時間呢？即使如此，現在老年人占日本人口的比率也仍在持續增加中。

日本政府預估，高齡人口在二〇二〇年舉辦第二次東奧之際將會超過三〇％，而三十年後的二〇五〇年則會超過四〇％。老年人口暴增的時代即將到來。

但是，年金制度和高齡友善設施的生活保障層面是否充實，足以讓人人都能安心生活，則還留有許多疑慮。

將這樣的現況擺在眼前重新思考後就會發現，八十幾歲也好，九十幾歲也好，能夠靠自己的力量生活才是關鍵。

我們一聽到年老或高齡，根深柢固的印象就是只有衰退、負面，就如世上也有

「抗老化」這個詞一樣，年齡增加本身就會讓想法變得消極。

不過，只要稍微換個角度來看，就能把年齡漸長當作是創造歷史。期盼更多人可以察覺，年老絕不是只有壞事。

無論是十歲的兒童變成二十歲，還是五十幾歲的大人變成六十幾歲，都是累積十年的成就。從七十幾歲變成八十幾歲也是如此。無論到了幾歲，都要積極面對累積的歲月，為成長歡喜。

想要感受到十年來的身心變化是「成長」而非「衰退」，就少不了頭腦體操、身體運動和檢討生活習慣。腦部和身體無論是到了幾歲都可以鍛鍊，愈做愈有回報。只要調整生活習慣，容易躁動的心靈自然也會調整過來。

老化導致的現象可以靠一點一點的努力來阻止延緩。

請不要把一切歸咎於年紀，放棄自身擁有的各種可能性。

川島隆太（かわしま・りゅうた）

東北大學老年醫學研究院院長。

東北大學聰明老化跨領域重點研究中心所長。

東北大學研究所醫學研究科結業，曾任瑞典卡洛林斯卡研究所、東北大學老年醫學研究院助教、講師及教授，從二〇一四年起擔任該研究院院長。

他以任天堂DS遊戲軟體《DS腦力挑戰》，應用學習療法的《川島隆太教授的腦部鍛鍊成人朗誦訓練教材》系列叢書（公文出版）及其他著作一躍成為時代的寵兒。是研究人腦活動機制「腦功能造影」的先驅，日本國內腦功能開發研究的翹楚。曾將研究中獲得的知識應用到產學合作上，憑藉實際成果受到總務大臣和文部科學大臣的表揚。著作有《要養出聰明孩子，從三歲到十五歲之間絕對該馬上去做的事》（ACHIEVEMENT出版）、《智慧型手機有害學習力》（集英社新書）及其他多本作品。

讓失智症頭腦復甦的頭腦體操：

1天10分鐘，日本唯一讓腦變年輕的抗失智症訓練！

認知症の もよみがえる 頭の体操

國家圖書館出版品預行編目 (CIP) 資料

讓失智症頭腦復甦的頭腦體操：1天10分鐘,日本唯一讓腦變年輕的抗失智症訓練! / 川島隆太著；李友君譯.
-- 初版. -- 臺北市：健行文化, 2019.03
面； 公分. -- (i健康 ；42)
譯自：認知症の もよみがえる 頭の体操
ISBN 978-986-97026-4-5 (平裝)
1.失智症 2.健腦法
415.934 108001100

作者——川島隆太
譯者——李友君
責任編輯——曾敏英
發行人——蔡澤蘋
出版——健行文化出版事業有限公司
台北市105八德路3段12巷57弄40號
電話／02-25776564・傳真／02-25789205
郵政劃撥／0112263-4

九歌文學網 www.chiuko.com.tw

印刷——前進彩藝有限公司
法律顧問——龍躍天律師・蕭雄淋律師・董安丹律師
初版——2019年3月
初版2印——2021年11月
定價——300元
書號——0208042
ISBN——978-986-97026-4-5